脑健康读本

Brain Health Reader

王拥军　编著
何义舟　绘

科学技术文献出版社
SCIENTIFIC AND TECHNICAL DOCUMENTATION PRESS
·北京·

图书在版编目（CIP）数据

脑健康读本 / 王拥军编著；何义舟绘. —北京：科学技术文献出版社，2017.10
（2018.2重印）

ISBN 978-7-5189-3430-0

Ⅰ.①脑… Ⅱ.①王… ②何… Ⅲ.①脑病—防治—普及读物 Ⅳ.① R742-49

中国版本图书馆 CIP 数据核字（2017）第 241032 号

脑健康读本

策划编辑：帅莎莎　　责任编辑：孔荣华　帅莎莎　　责任校对：张吲哚　　责任出版：张志平

出　版　者	科学技术文献出版社	
地　　　址	北京市复兴路15号　　邮编　100038	
编　务　部	（010）58882938，58882087（传真）	
发　行　部	（010）58882868，58882874（传真）	
邮　购　部	（010）58882873	
官 方 网 址	www.stdp.com.cn	
发　行　者	科学技术文献出版社发行　全国各地新华书店经销	
印　刷　者	北京时尚印佳彩色印刷有限公司	
版　　　次	2017 年 10 月第 1 版　2018 年 2 月第 2 次印刷	
开　　　本	710×1000　1/16	
字　　　数	209千	
印　　　张	10.75	
书　　　号	ISBN 978-7-5189-3430-0	
定　　　价	48.00元	

前 言

　　脑是生物进化中最大的杰作，人和动物的最大区别是脑的功能，是思维方式和决策方式的差别。由于这些差别，人类成为这个星球的主宰。人类所有创造力都是大脑赋予的，脑功能决定人的本性。

　　关注脑功能不仅仅是健康的需要，也是人工智能时代的基础，人机交互将会给我们带来许多不可能的现实。世界各国都在着眼于脑功能的研究和开发，先后启动脑计划。我国脑计划也蓄势待发，启动在即。

　　中国正在跻身于创新性国家的行列，创新的基础是脑的功能，脑功能是完成创新的主题，对中国来讲，今天关注脑功能和脑健康比历史上任何时候都显得重要。

　　作为脑健康工作者，我庆幸生于这个时代，也庆幸选择了这个行业。同时，也感到责任的重大。使更多人认识脑、保护脑、维护脑的健康是我们义不容辞的责任，为了这个责任，我们编写了这个读本，希望能使更多的人走进这个神秘的领域，去领略这个至高无上器官的功能、健康和疾病，去探索脑健康的方法。

　　感谢缪中荣主任前期为这个读本做出的努力。感谢天坛脑健康中心把我对脑健康筛查、管理、保健和医疗的想法变为现实。感谢科学技术文献出版社为这个读本出版做出的辛勤工作。

2017 年 10 月 22 日于北京

目　录

第一章　大脑的秘密

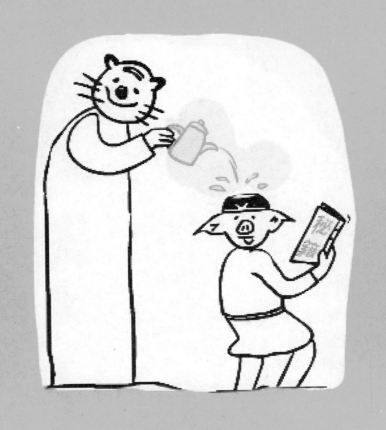

1. 想让自己更聪明，
大脑的这些秘密你必须知道

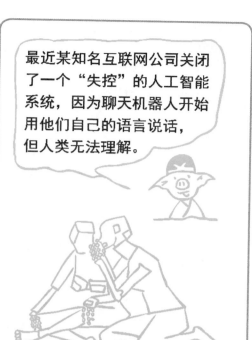

最近某知名互联网公司关闭了一个"失控"的人工智能系统，因为聊天机器人开始用他们自己的语言说话，但人类无法理解。

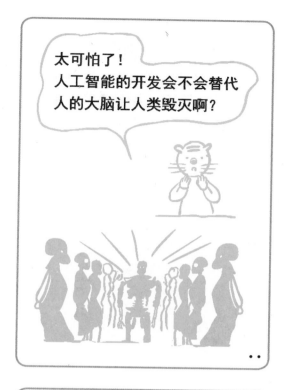

太可怕了！
人工智能的开发会不会替代人的大脑让人类毁灭啊？

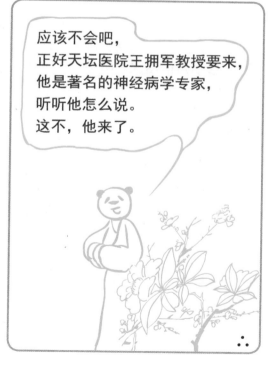

应该不会吧，
正好天坛医院王拥军教授要来，
他是著名的神经病学专家，
听听他怎么说。
这不，他来了。

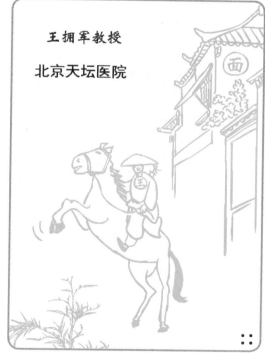

王拥军教授

北京天坛医院

人脑是全世界最复杂的器官，人工智能再聪明也是人类开发的，而且人类对大脑的探索尚且很浅，美国、中国已经相继推出脑计划研究，就是为了探索大脑的秘密。

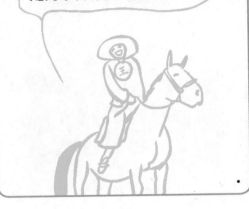

是不是脑袋越大越聪明呢？

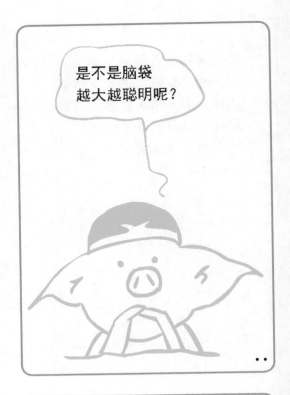

人的大脑重量平均1300～1400g，所谓"提着脑袋来见"其实并不重。爱因斯坦被公认为世界上最聪明的人，他的大脑也只有1.23公斤，两斤半！

我的大脑只有两斤半

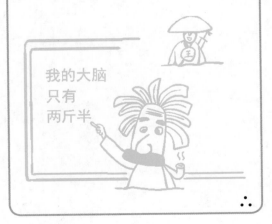

大脑都有什么成分呢？是不是所谓的智慧呢？

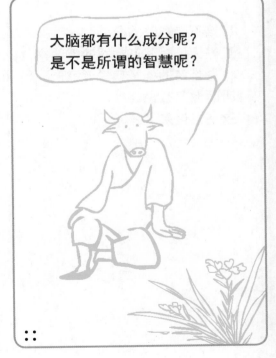

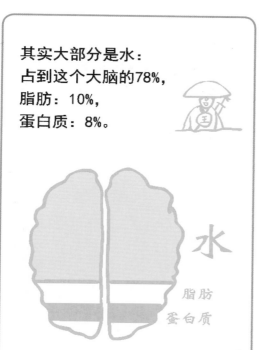

其实大部分是水：
占到这个大脑的78%，
脂肪：10%，
蛋白质：8%。

水

脂肪
蛋白质

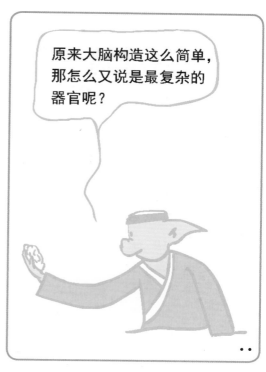

原来大脑构造这么简单，那怎么又说是最复杂的器官呢？

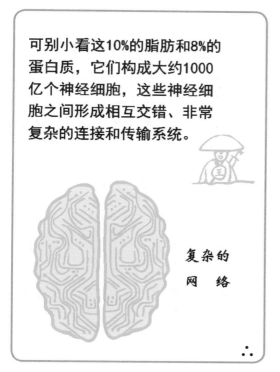

可别小看这10%的脂肪和8%的蛋白质，它们构成大约1000亿个神经细胞，这些神经细胞之间形成相互交错、非常复杂的连接和传输系统。

复杂的
网络

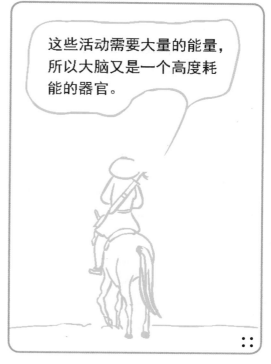

这些活动需要大量的能量，所以大脑又是一个高度耗能的器官。

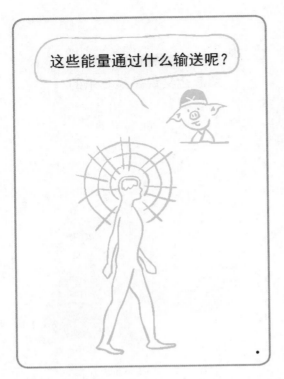

这些能量通过什么输送呢？

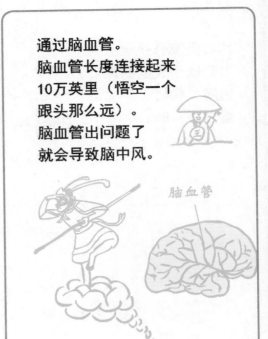

通过脑血管。
脑血管长度连接起来
10万英里（悟空一个
跟头那么远）。
脑血管出问题了
就会导致脑中风。

脑血管

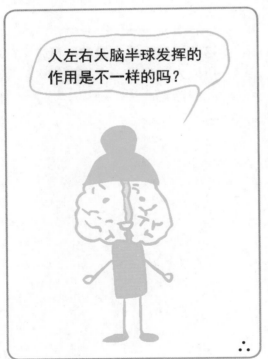

人左右大脑半球发挥的
作用是不一样的吗？

不一样，
这也是人工智能
替代不了人脑的原因，
人类左侧大脑半球偏重于
分析性思考、逻辑、语言、
推理、书写、科学和数学等，
控制左边身体的活动。

分析性思考
逻辑、语言
推理、书写
科学和数学

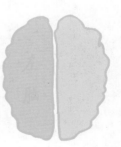

右侧大脑半球侧重于艺术、创造、想象、直觉、整体性思考、音乐、三维形式，控制左边身体的活动。

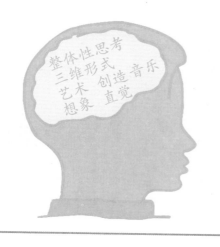

什么情况提示大脑老化了？

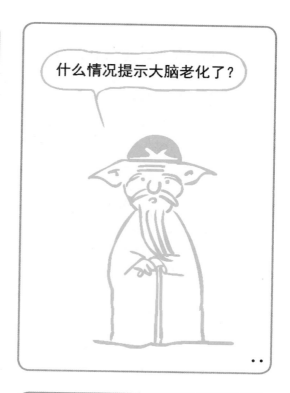

记忆力减退，反应越来越慢等，CT检查会发现脑重减轻，体积变小，脑沟变宽等，就像没有长好的核桃仁。

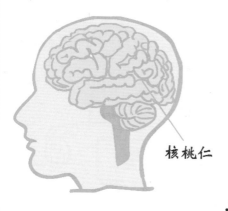

核桃仁

怎样才能保护自己的大脑不老化呢？

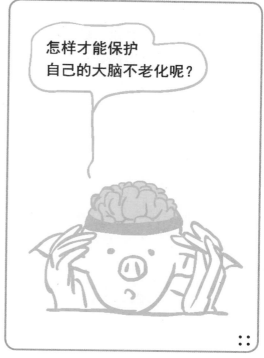

记住这几条，你就不会傻：

1. 不要滥用药物，
   有些药物可能会让你变傻；

一粒见效

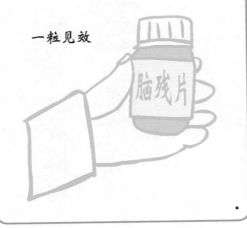

2. 不要吸烟及大量饮酒；

不久前，我遇上一个人，送给我一坛酒，他说那叫"醉生梦死"。喝了之后，可以让你忘掉已经做过的事情。

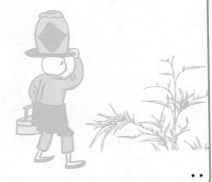

3. 及时治疗心脏病、糖尿病、
   慢性阻塞性肺病等；

有病要及时治疗，
不要拖延。

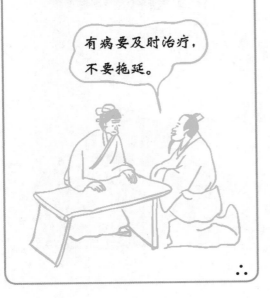

4. 饮食均衡，睡眠充足，
   保持适当的体力活动；

多运动
少熬夜

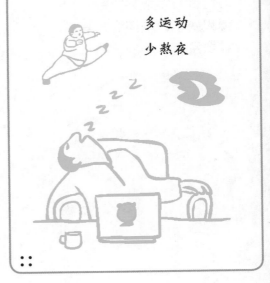

5. 社交活动要有，
   避免长时间独处，
   尤其是宅男宅女们
   要当心。

交个朋友，

欢迎来高老庄做客。

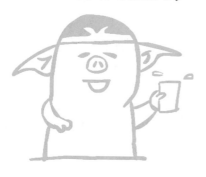

听说有些食品
会让人越来越傻呢？

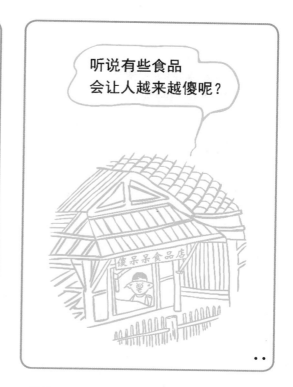

是的。比如炸鸡、奶酪
等，含有太高饱和脂肪酸；
甜甜圈等含有太多反式
脂肪酸；

少吃一点

甜甜圈   炸鸡

长期用铁锅炒菜会摄入
太多铁离子；长期接触
铜、铝制品等也会摄入
这些金属离子。

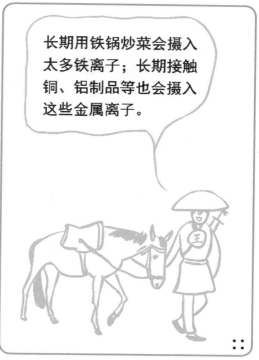

吃哪些食物会使人变得聪明呢？

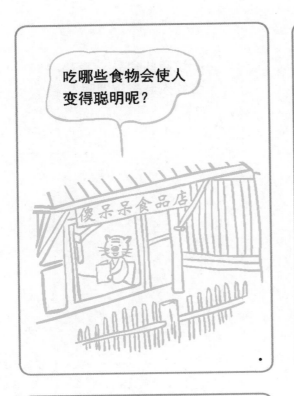

富含维生素 E 的食品如核桃仁；
豆类食品；蓝莓和葡萄；
绿色叶子蔬菜；
红薯；维生素 B$_{12}$。

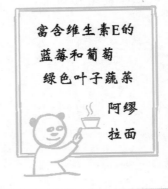

富含维生素E的
蓝莓和葡萄
绿色叶子蔬菜
阿缪
拉面

除了吃的方面外
还有没有其他秘籍呢？

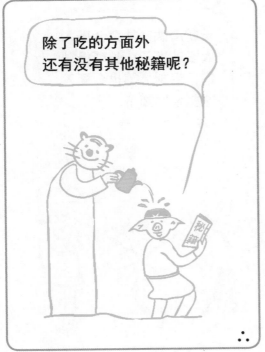

多运动，
多读书，
保证足够睡眠。

多运动，多读书，6666

人的大脑里78%都是水分，
所以说，
"脑子里面进水了"
是有科学依据的。

脑子进水了，
吹吹干。

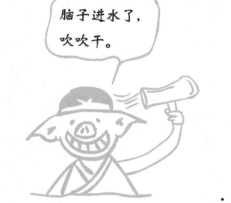

大脑的秘密很多，
今天先聊到这儿。
我有事先告辞了，
咱们后会有期。

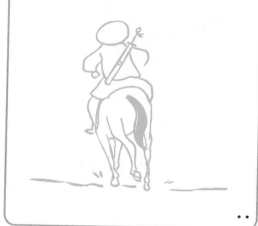

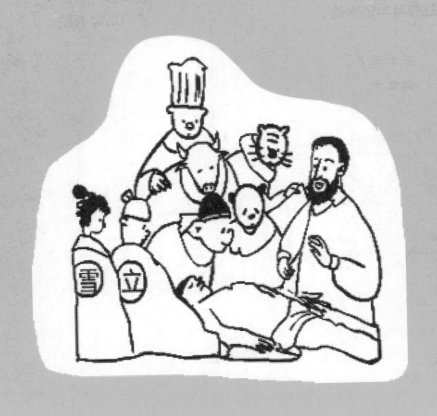

2. 人类干过脑洞最大的事
——用大脑研究大脑

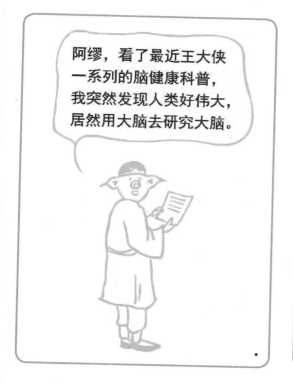

阿缪，看了最近王大侠
一系列的脑健康科普，
我突然发现人类好伟大，
居然用大脑去研究大脑。

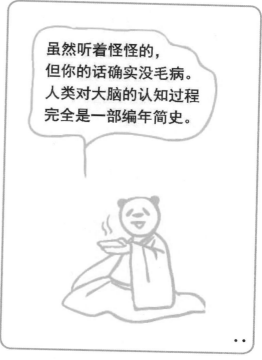

虽然听着怪怪的，
但你的话确实没毛病。
人类对大脑的认知过程
完全是一部编年简史。

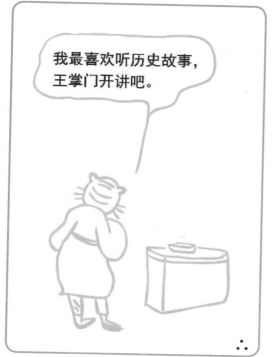

我最喜欢听历史故事，
王掌门开讲吧。

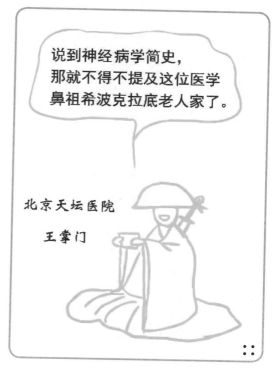

说到神经病学简史，
那就不得不提及这位医学
鼻祖希波克拉底老人家了。

北京天坛医院

王掌门

大约公元前400年，
他老人家生活在克斯岛上
（估计没几个人晓得这个岛），
当时没有什么正经医生，
巫医巫术大肆盛行。

我们都是巫医

人们将瘫痪、抽搐、痉挛等
神经功能障碍病全部
归咎于"中邪啦"，
希波克拉底等一帮有志青年，
对这种观点表示不服气。

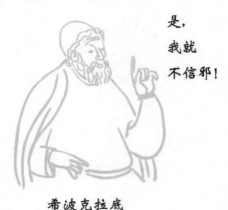

是，
我就
不信邪！

希波克拉底

于是乎，有志青年便提出了
"四体液学说"，
即血液、黏液、黄胆、黑胆，
认为这四种体液占比不同，
从而导致了每个人气质不同。

知道四种体液，
这事就好办了。

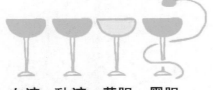

血液　黏液　黄胆　黑胆

性情急躁、动作迅猛的
是胆汁质（比如一言不合
就拔柳树的鲁智深）；

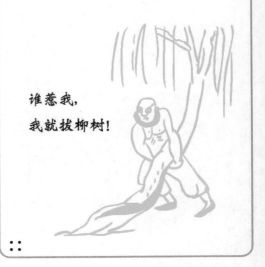

谁惹我，
我就拔柳树！

性情活跃、动作灵敏的是多血质（比如说走就走，一个跟头十万八千里的大师兄）；

一个跟头
十万八千里

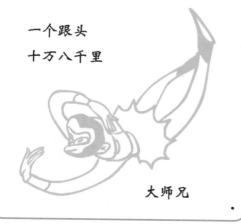

大师兄

性情沉静、动作迟缓的是黏液质（比如台词永远是"师父被妖怪抓走了"的沙和尚）；

大师兄，

师父被妖怪抓走了。

性情脆弱、动作迟钝的是抑郁质（比如整天除了吃醋就是葬花，生生把自己哭死了的林黛玉）。

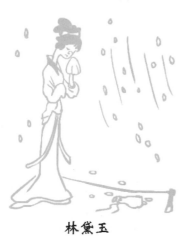

林黛玉

感觉这位姓希波的青年脑洞好大。
话说他和神经病学有啥关系啊？

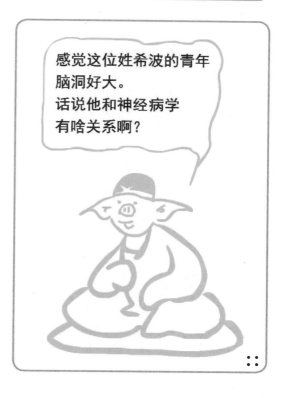

在神经外科专业领域，
希老先生可谓是
开颅减压术的创始人。

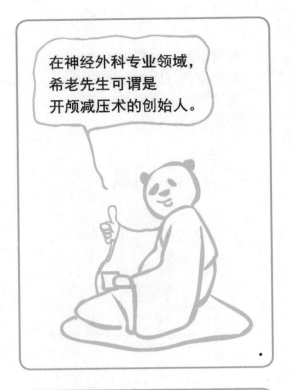

是的。他认为颅脑受损后，
体液会聚集在脑部，
想治好病必须把这些过度
聚集的体液释放出去才行。

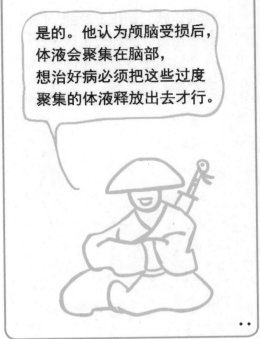

如果颅骨完全碎裂，
体液便自行释放；
如果颅骨没有完全碎裂，
希老先生便会在颅骨上
钻孔（滋滋滋）以打开
闭合的颅腔，释放体液。

对，就这样，
把脑壳钻开。

在希波克拉底"滋滋"不倦
的研究中，
人们对颅脑有了最初的认识。

送给阿缪面馆

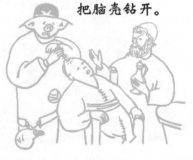

大脑
初探

50年后（公元前350年），希波克拉底的学生柏拉图又横空出世啦，他提出了人类三种灵魂理论：

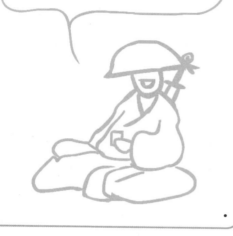

掌管理性的灵魂位于大脑，掌管情绪的灵魂位于心脏，掌管欲望的灵魂位于肝脏。

我有一个不成熟的小建议，我觉得人有三种灵魂。

柏拉图

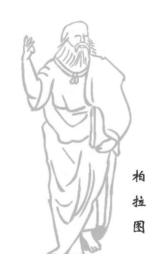

所以当我们难过的时候，会说"心碎了"，没人说"脑碎了"。柏老师指出了大脑、心脏、肝脏在意识中的不同分工。

我理解了柏老师的意思：大脑、心脏、肝脏各有不同分工。

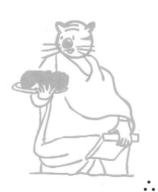

继柏拉图之后，又有一位文武双全的人物闪亮登场，他就是盖伦。

想死你们啦！
我是盖伦！

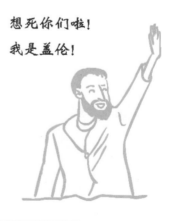

论武，盖伦解剖过以猴子为代表的大量小动物（切勿模仿）。
论文，他发表了一篇关于大脑的学术文章，堪比SCI。

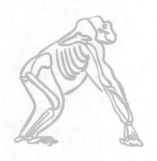

解剖猴子

在这篇综述里，他摒弃了大脑是一种热量调节器的观点，并揭示了一系列连接大脑和身体的神经。

大家看，这是神经！

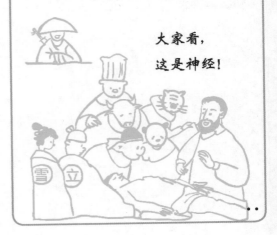

这一理论构成了其后1000多年来神经科学研究的基础，真可谓前无古人，后无来者。

真牛！给你点赞！

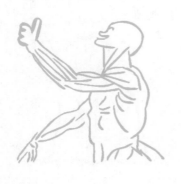

继盖伦之后，有位好奇心极重的大胡子先生也为神经科学的发展做出了杰出的贡献，他就是列奥纳多·达·芬奇。

想死你们啦！
我是达·芬奇！

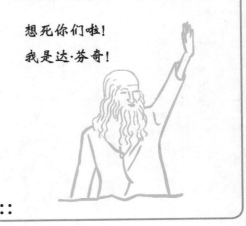

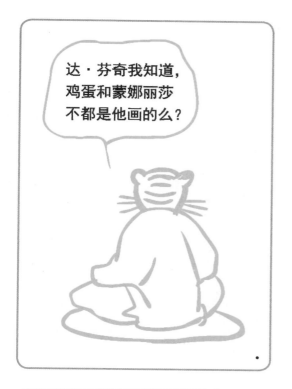

达·芬奇我知道，鸡蛋和蒙娜丽莎不都是他画的么？

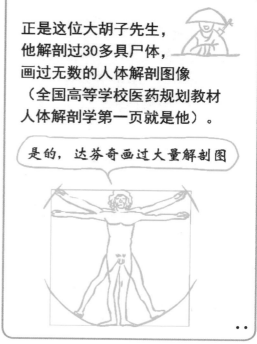

正是这位大胡子先生，他解剖过30多具尸体，画过无数的人体解剖图像（全国高等学校医药规划教材人体解剖学第一页就是他）。

是的，达芬奇画过大量解剖图

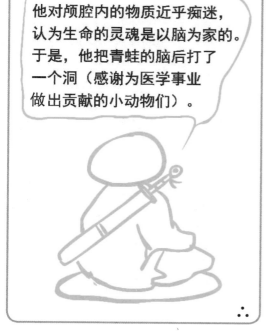

他对颅腔内的物质近乎痴迷，认为生命的灵魂是以脑为家的。于是，他把青蛙的脑后打了一个洞（感谢为医学事业做出贡献的小动物们）。

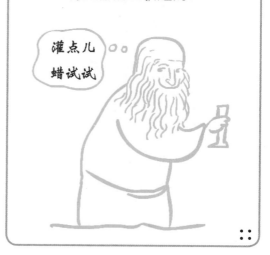

然后往洞里灌注融化的蜡，迫使颅腔内残留的液体从顶部的另一个洞排出，因为脑室是相互联通的。

灌点儿蜡试试

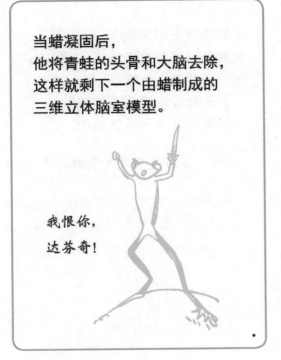

当蜡凝固后，
他将青蛙的头骨和大脑去除，
这样就剩下一个由蜡制成的
三维立体脑室模型。

我恨你，
达芬奇！

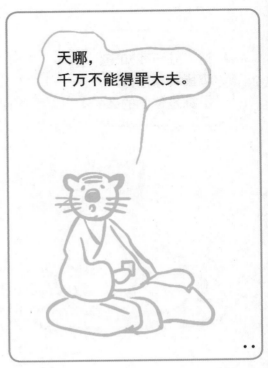

天哪，
千万不能得罪大夫。

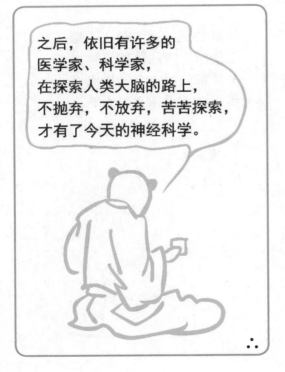

之后，依旧有许多的
医学家、科学家，
在探索人类大脑的路上，
不抛弃，不放弃，苦苦探索，
才有了今天的神经科学。

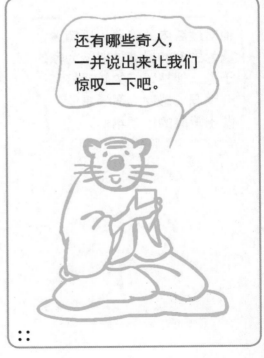

还有哪些奇人，
一并说出来让我们
惊叹一下吧。

1543年，
安德烈亚斯·维萨留出版了
《人体的构造》一书，
并在书中展示了神经系统
和大脑精致的解剖图。

我也想死
你们啦！！

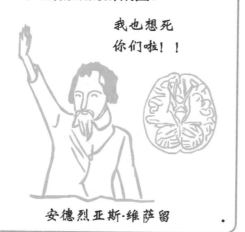

安德烈亚斯·维萨留

1664年，托马斯·威利斯
发现位于大脑底面的血管环。

乡亲们，
我是威利斯。

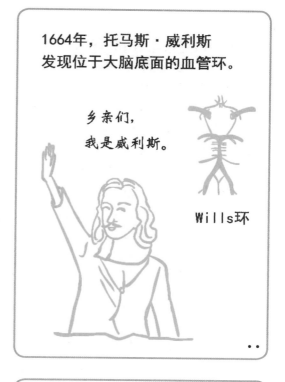

Wills环

1837年，
杨·伊万杰利斯塔·浦肯野
绘制了历史上第一幅神经元，
即脑细胞的图片。

阿缪面馆的朋友好!
我是浦肯野。

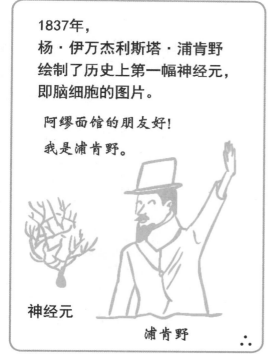

神经元

浦肯野

1886年，大卫·费里尔
对猴子和狗的大脑进行
电刺激试验，
发表了一份早期大脑功能
的定位图。

熊猫科普的读者，
我想死你们啦!

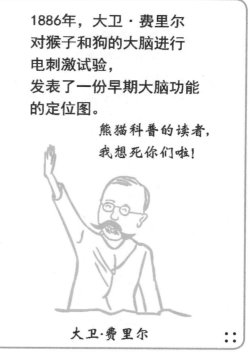

大卫·费里尔

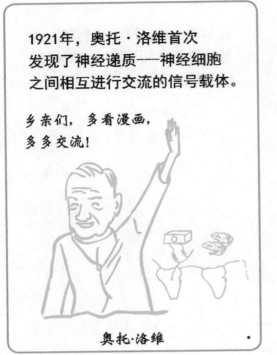

1921年，奥托·洛维首次
发现了神经递质---神经细胞
之间相互进行交流的信号载体。

乡亲们，多看漫画，
多多交流！

奥托·洛维

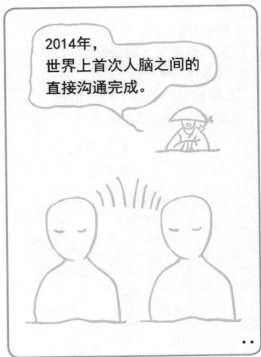

2014年，
世界上首次人脑之间的
直接沟通完成。

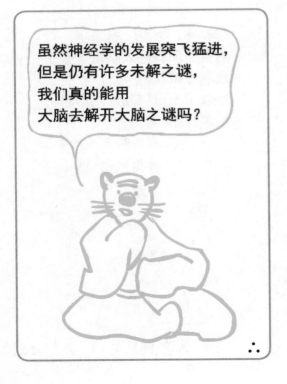

虽然神经学的发展突飞猛进，
但是仍有许多未解之谜，
我们真的能用
大脑去解开大脑之谜吗？

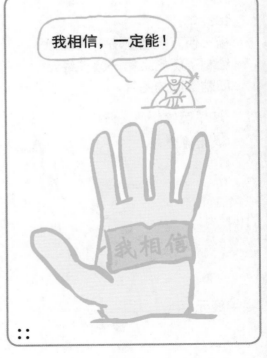

我相信，一定能！

我相信

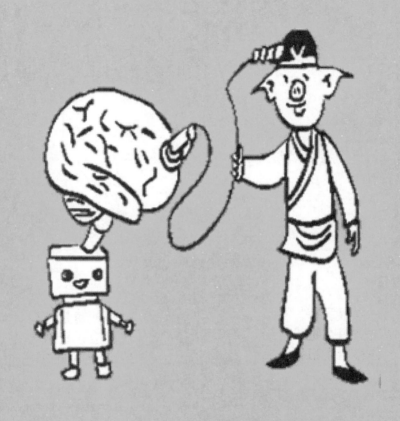

3. 神秘的人类脑计划是什么？

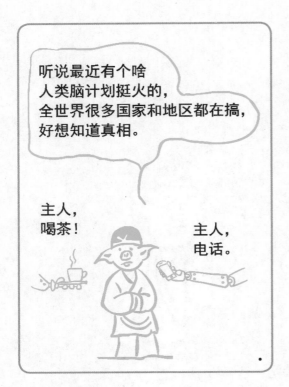

听说最近有个啥人类脑计划挺火的，全世界很多国家和地区都在搞，好想知道真相。

主人，喝茶！

主人，电话。

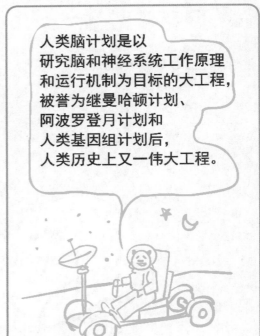

人类脑计划是以研究脑和神经系统工作原理和运行机制为目标的大工程，被誉为继曼哈顿计划、阿波罗登月计划和人类基因组计划后，人类历史上又一伟大工程。

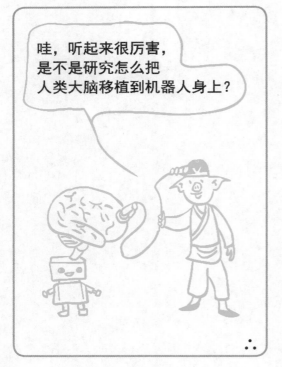

哇，听起来很厉害，是不是研究怎么把人类大脑移植到机器人身上？

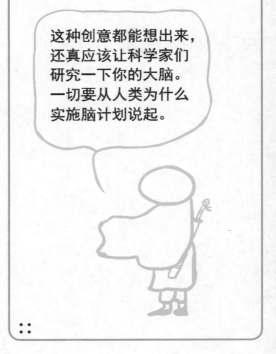

这种创意都能想出来，还真应该让科学家们研究一下你的大脑。一切要从人类为什么实施脑计划说起。

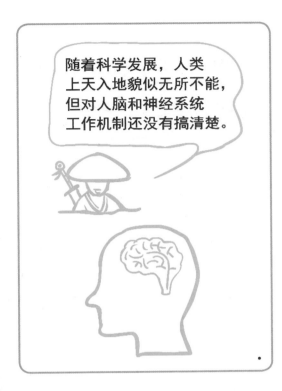

随着科学发展，人类上天入地貌似无所不能，但对人脑和神经系统工作机制还没有搞清楚。

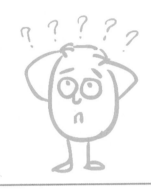

比如很多时候我们只知道大脑能产生意识，脑疾病和一些结构有关，但是并不知道意识产生和疾病发生发展的机制，对于一些脑疾病还束手无策（如AD等）。

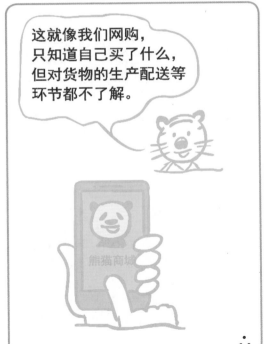

这就像我们网购，只知道自己买了什么，但对货物的生产配送等环节都不了解。

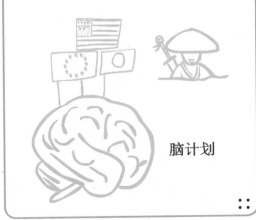

对。所以欧盟、美国、日本等国家和地区纷纷推出脑计划，更深入的认识大脑的工作原理，从而实现更好的保护大脑和开发大脑。

脑计划

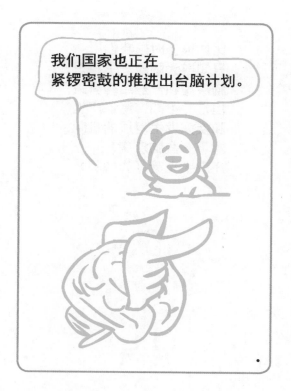

我们国家也正在紧锣密鼓的推进出台脑计划。

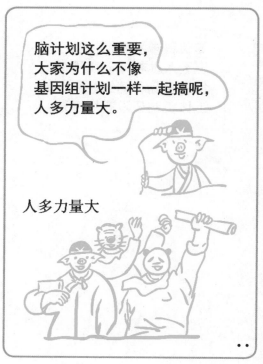

脑计划这么重要，大家为什么不像基因组计划一样一起搞呢，人多力量大。

人多力量大

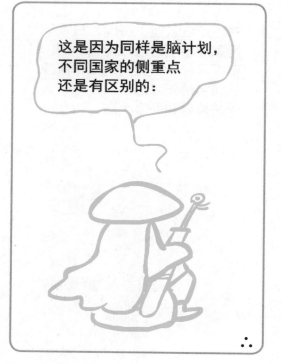

这是因为同样是脑计划，不同国家的侧重点还是有区别的：

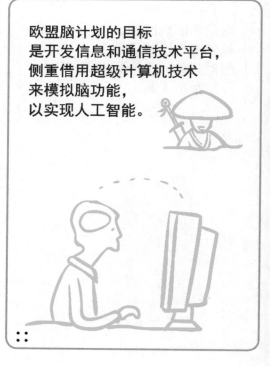

欧盟脑计划的目标是开发信息和通信技术平台，侧重借用超级计算机技术来模拟脑功能，以实现人工智能。

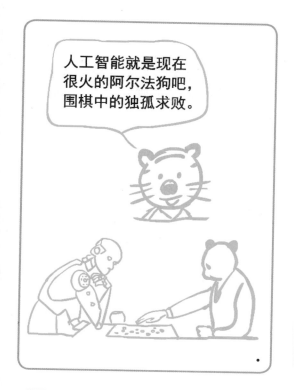

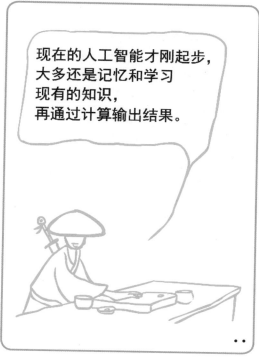

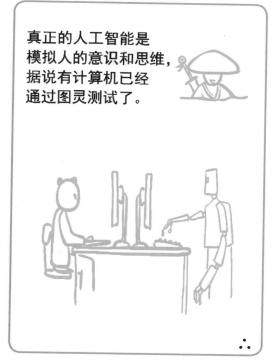

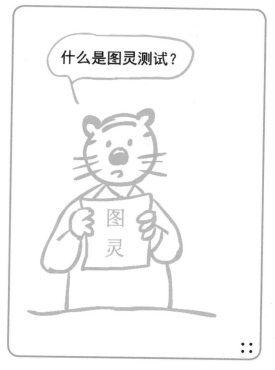

英国著名数学家和逻辑学家
阿兰·麦席森·图灵1950年
设计出的测试，如果电脑能
在5分钟内回答由人类测试者
提出的一系列问题，且其
超过30%的回答让测试者
误认为是人类所答，
则电脑通过测试。

像人类
一样讲话

我得告诉小伙伴们，
不要在网络聊天软件上相亲了，
还是去朝阳公园吧。

你是猪二哥？　　　你是嫦娥妹妹？

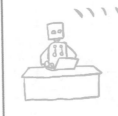
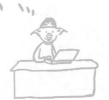

美国脑计划更加侧重
人类神经元活动状态的研究
和研发新型脑研究技术，
试图找到治疗、治愈甚至
防止老年痴呆症、创伤性脑损伤
等脑部疾病的新方法。

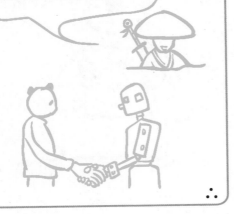

听起来像是为了
拯救美国大兵。

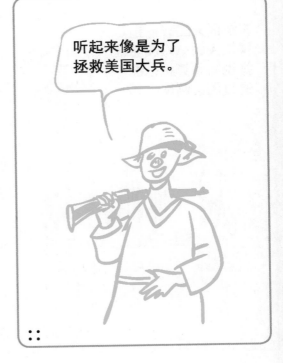

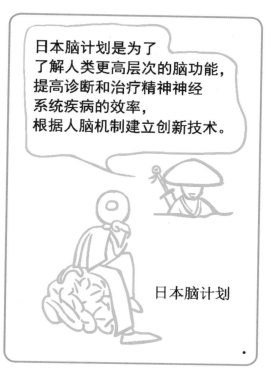

日本脑计划是为了了解人类更高层次的脑功能，提高诊断和治疗精神神经系统疾病的效率，根据人脑机制建立创新技术。

日本脑计划

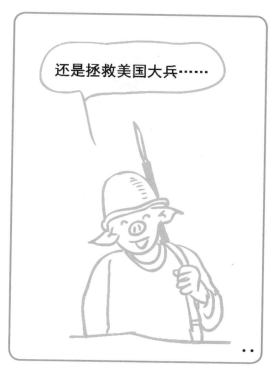

还是拯救美国大兵……

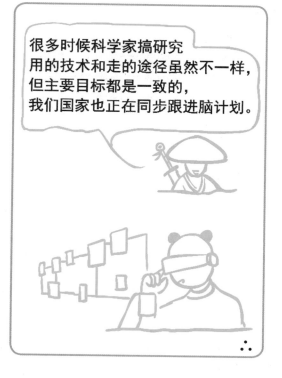

很多时候科学家搞研究用的技术和走的途径虽然不一样，但主要目标都是一致的，我们国家也正在同步跟进脑计划。

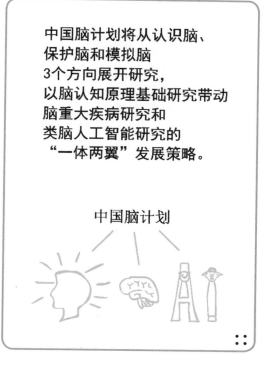

中国脑计划将从认识脑、保护脑和模拟脑3个方向展开研究，以脑认知原理基础研究带动脑重大疾病研究和类脑人工智能研究的"一体两翼"发展策略。

中国脑计划

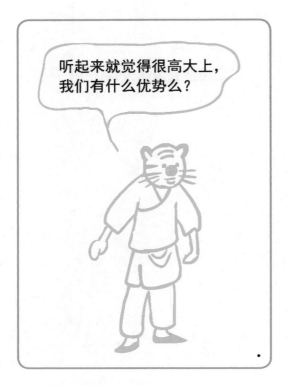

听起来就觉得很高大上，我们有什么优势么？

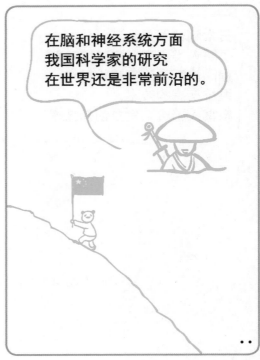

在脑和神经系统方面我国科学家的研究在世界还是非常前沿的。

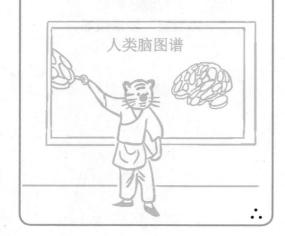

如中科院的脑研究聚焦在脑功能连接图谱上，成功绘制出包括246个精细脑区亚区的全新人类脑图谱。

人类脑图谱

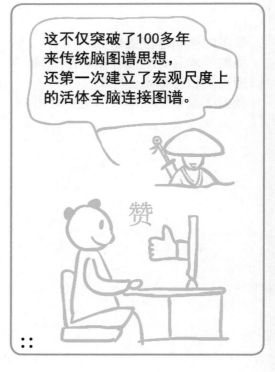

这不仅突破了100多年来传统脑图谱思想，还第一次建立了宏观尺度上的活体全脑连接图谱。

赞

什么是脑连接图谱，是看图识脑吗？

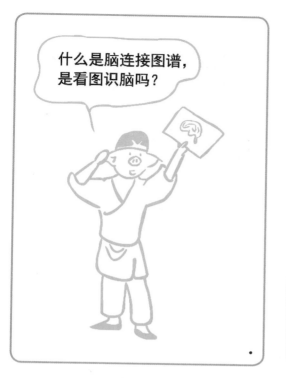

也可以这么说，脑连接图谱是研究脑结构和功能的基础，能够提供大脑的标准解剖和功能信息，为研究人类脑的病理生理提供新的见解。

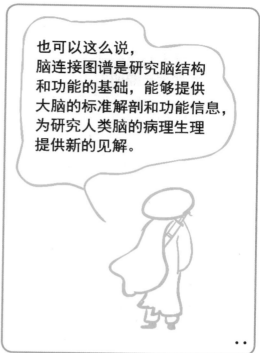

就像本来我们不知道网购的商品是如何到我们手里，有了这个图谱，我们就知道商品在生产、储存、转运的每一站和走的线路是什么。

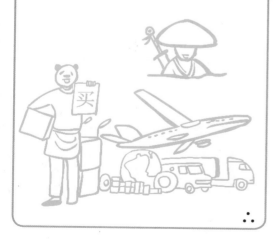

这样不管什么环节出现问题，就像脑得了疾病，我们就能准确知道问题出在什么地方，再有针对性的解决。

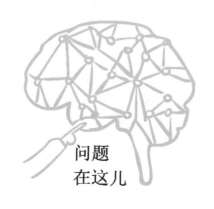

问题
在这儿

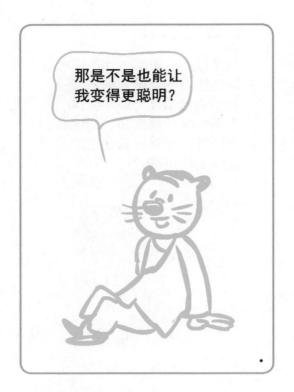

那是不是也能让我变得更聪明？

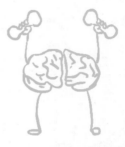

大脑是可以训练的，所谓越学越聪明就是这个道理，有档电视节目叫《最强大脑》，很多天才其实都是后天训练的结果。

锻炼身体，保卫自己

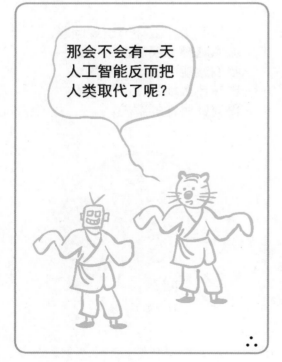

那会不会有一天人工智能反而把人类取代了呢？

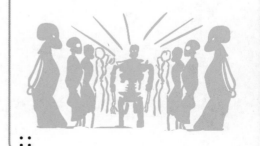

目前来看发展人工智能带给我们的便捷极大促进了社会发展，你所担心的已经有人把它拍成了电影。

人工智能

但电影是源于生活
又不同于生活，
未来还有很多未解
之谜需要我们去探索，
期待科学家给我们更多的惊喜。

需要我们
去探索

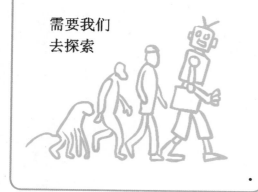

心率快，呼吸急促，
疼痛，出冷汗……
人工智能医生提示：
您有胆结石。

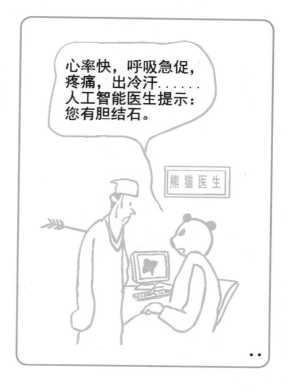

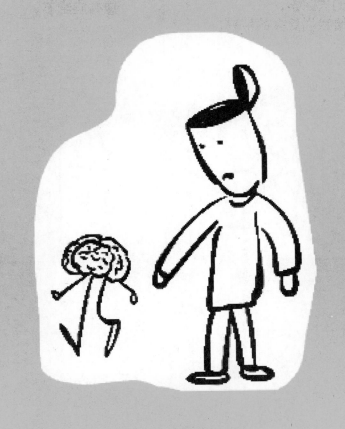

4. 如果身体出现这些异常，
   可能你的脑子就有病了

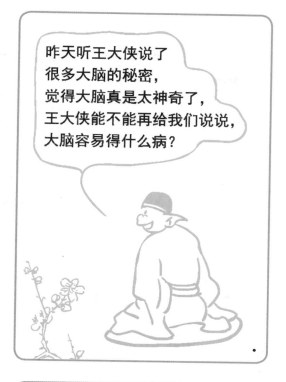

昨天听王大侠说了很多大脑的秘密，觉得大脑真是太神奇了，王大侠能不能再给我们说说，大脑容易得什么病？

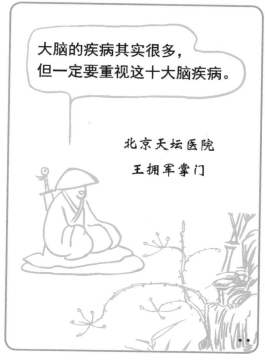

大脑的疾病其实很多，但一定要重视这十大脑疾病。

北京天坛医院
王拥军掌门

1．脑中风：
如果脑血管堵了，
就会发生脑梗死；
如果脑血管破了，
就会发生脑出血。

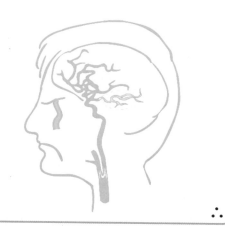

2．脑肿瘤：
就是脑细胞恶变或者变异了，
其中有些是恶性肿瘤，
比如脑胶质细胞瘤，
有些是良性肿瘤比如脑膜瘤。

肿瘤

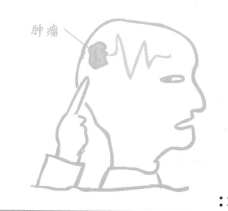

3. 脑积水：
就是脑子里面水太多了，
脑子里面的水其实叫脑脊液，
是保护大脑的内外护城河，
有些是交通性脑积水，
就是脑脊液吸收出现了问题。

正常

脑积水

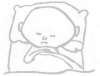

脑积水
患者

比如脑出血后导致
脑脊液吸收障碍，
有些是梗阻性脑积水，
就是在脑脊液循环的
通路上长了肿瘤或者
有血肿压迫。

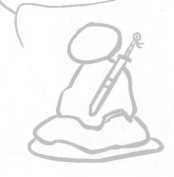

4. 帕金森病：
这是一种脑运动障碍疾病，
是脑神经传递过程中
缺少一种神经递质多巴胺。

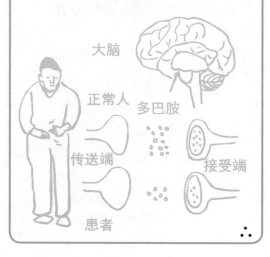

5. 癫痫病：
这是脑细胞之间的电活动
出现了紊乱，
导致脑细胞之间的电传输
在某一个区域异常活跃
而使得病人反复发作的抽搐。

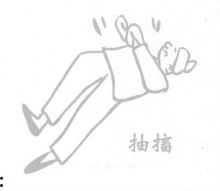

抽搐

癫痫也就是俗称的羊角风，
有些是原发性的，找不到原因，
有些是继发性的比如脑损伤。

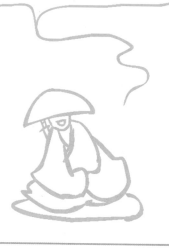

6. 老年痴呆症：
就是人变得越来越傻了，
到最后没有任何记忆。

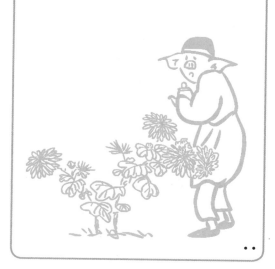

这种疾病主要原因
是脑细胞老化，
有些病因很明显，比如脑中风，
有些找不到原因。
撒切尔夫人最后就是这个病。

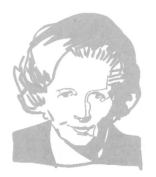

撒切尔夫人

7. 脑淀粉样变性：
这是脑血管本身出现了病变，
本来结实的血管壁变得脆弱了，
很容易破裂而导致脑出血。
以色列前总理沙龙就是这个病。

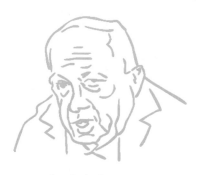

以色列前总理沙龙

8. 脑炎：
这是一大类脑疾病，
很多是因为病毒感染引起，
可以导致昏迷，
残废甚至死亡。

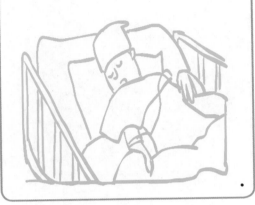

9. 脑外伤：
顾名思义就是脑袋被伤了
出现脑出血、脑损伤等，
交通事故、坠落、地震等
都可能会导致脑外伤。

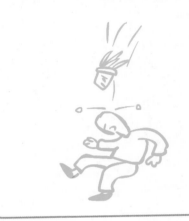

10. 抑郁症。

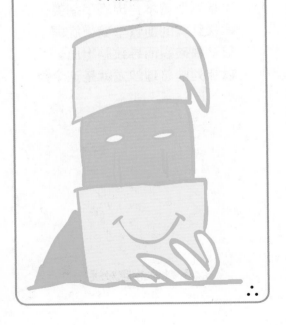

我的天啊，
大脑居然能有这么多疾病，
这些疾病都能预防吗？

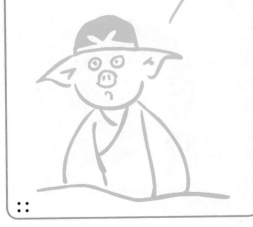

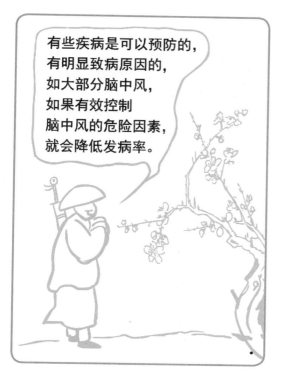

有些疾病是可以预防的，
有明显致病原因的，
如大部分脑中风，
如果有效控制
脑中风的危险因素，
就会降低发病率。

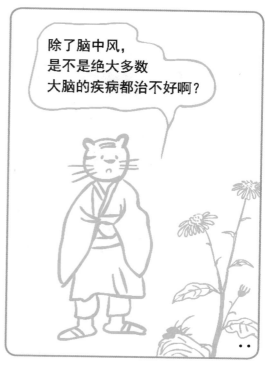

除了脑中风，
是不是绝大多数
大脑的疾病都治不好啊？

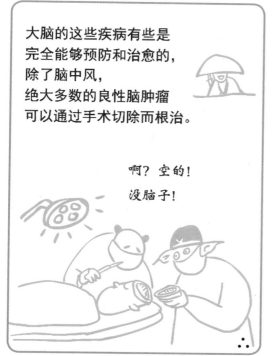

大脑的这些疾病有些是
完全能够预防和治愈的，
除了脑中风，
绝大多数的良性脑肿瘤
可以通过手术切除而根治。

啊？ 空的！
没脑子！

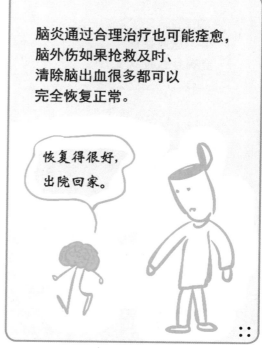

脑炎通过合理治疗也可能痊愈，
脑外伤如果抢救及时、
清除脑出血很多都可以
完全恢复正常。

恢复得很好，
出院回家。

有些需要长期服药
而控制疾病的发展或者缓解症状，
比如帕金森病，癫痫。

药
不
能
停

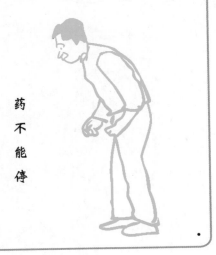

有些原因不清楚，
但是可以通过对大脑的训练
和合理营养，
有可能避免发生或者改善症状，
比如老年痴呆症。

老年
痴呆

得了这些疾病
会有什么症状呢？

记住这十大症状，
可能就是脑子有病了：
1. 突然头疼，
脖子发硬，
逐步加重，
头疼时候有喷射状呕吐；

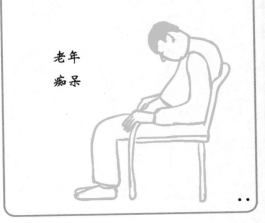

痛

2. 一侧肢体麻木无力；

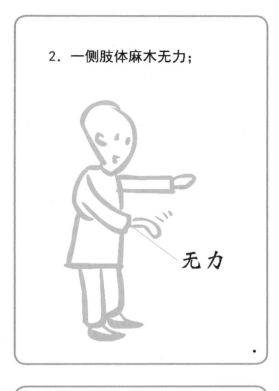

无力

3. 说不出话，语言不利索；
嘴歪眼斜流口水；

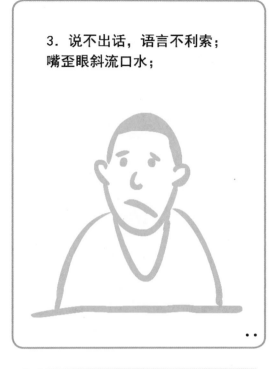

4. 突然倒地昏迷不醒；
抽搐，大小便失禁；

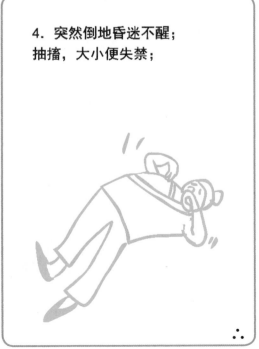

5. 健忘，找不到回家的路；

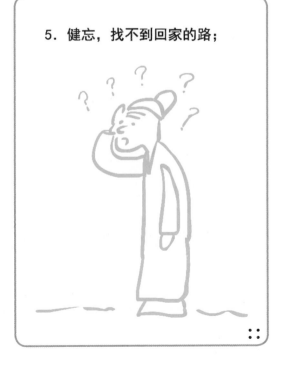

6. 走路僵硬，迈不开步，
面部没有表情等；

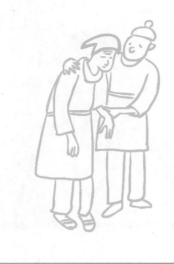

7. 眩晕发作，
同时伴有出汗、肢体嘴唇麻木；

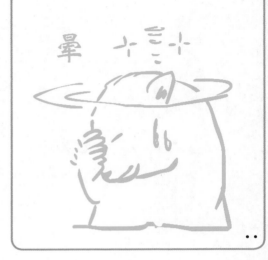

8. 眼前发黑或者看东西重影；

眼前
发黑

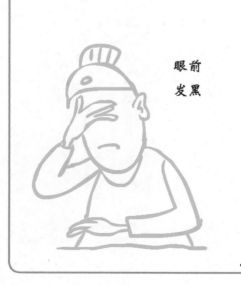

9. 走路不稳，越来越傻；

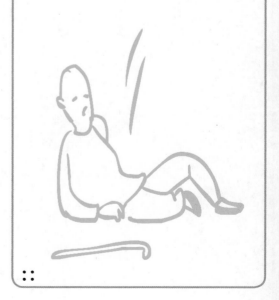

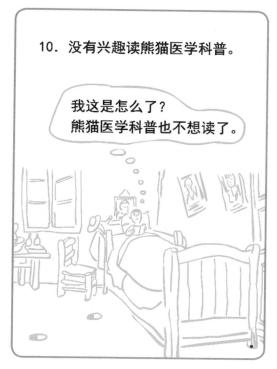

10. 没有兴趣读熊猫医学科普。

我这是怎么了？
熊猫医学科普也不想读了。

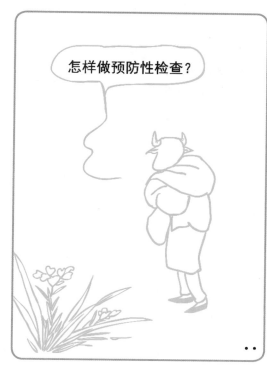

怎样做预防性检查？

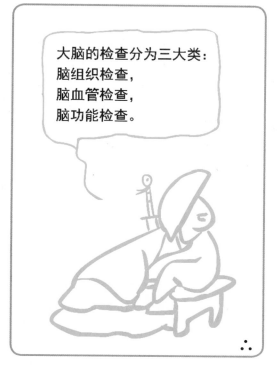

大脑的检查分为三大类：
脑组织检查，
脑血管检查，
脑功能检查。

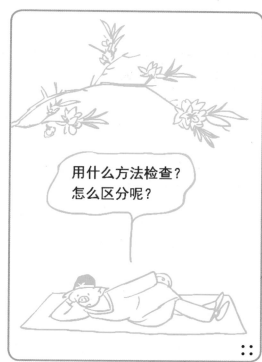

用什么方法检查？
怎么区分呢？

脑组织检查可以用CT、
核磁共振检查，
可以排除脑肿瘤、脑梗死、
淀粉样变性、脑炎等。

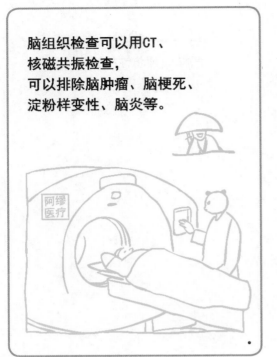

脑血管检查可以用
颈部血管超声、
经颅超声多普勒、
CT血管造影（CTA）、
核磁共振血管造影（MRA）。

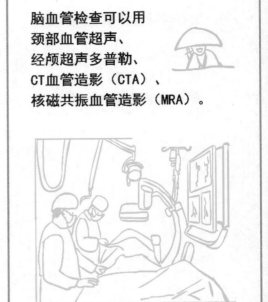

脑功能检查可以用
脑电图、功能核磁共振、PET等。

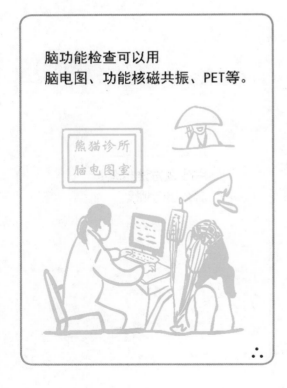

我就想看看
我的血管有没有斑块。

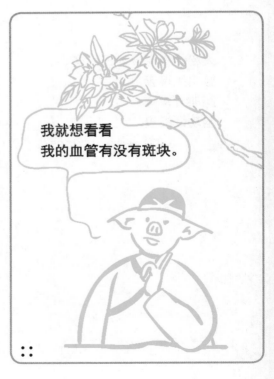

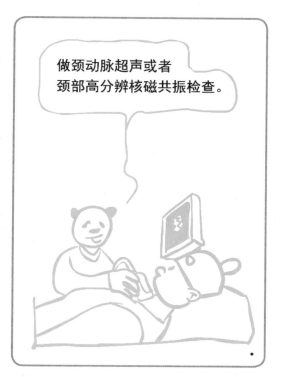

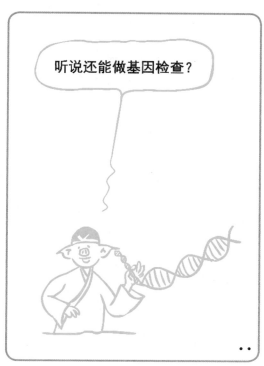

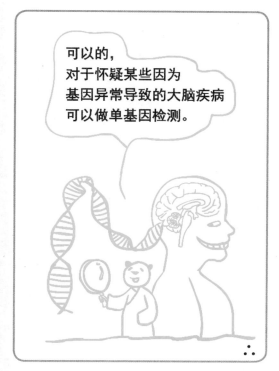

第二章　脳卒中

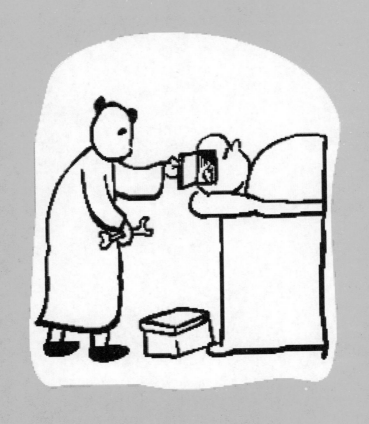

1. 多数脑中风非死即残，
这些绝招让你幸免于难

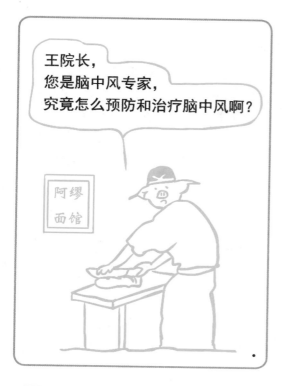

王院长,
您是脑中风专家,
究竟怎么预防和治疗脑中风啊?

阿缪
面馆

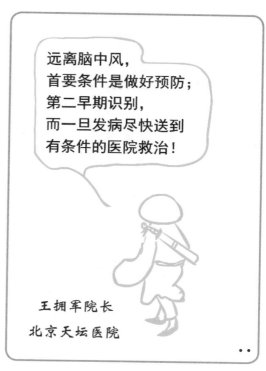

远离脑中风,
首要条件是做好预防;
第二早期识别,
而一旦发病尽快送到
有条件的医院救治!

王拥军院长
北京天坛医院

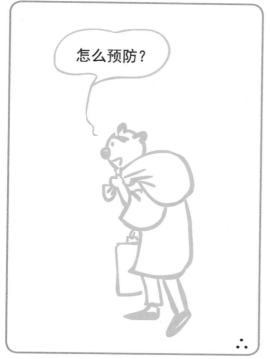

怎么预防?

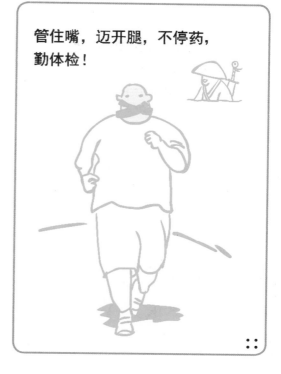

管住嘴,迈开腿,不停药,
勤体检!

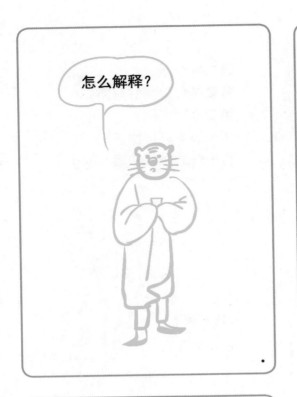

怎么解释？

很多病是吃出来的，
II型糖尿病与暴饮暴食
有很大关系，
动脉硬化也与吃的太好有关系，
大鱼大肉，没有均衡的饮食习惯！
这些都是脑中风的潜在罪魁祸首。

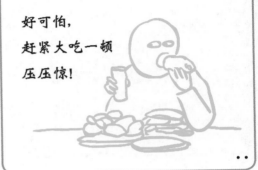

好可怕，
赶紧大吃一顿
压压惊！

迈开腿就是合理的运动，
保持身心健康，
去除身体多余脂肪！

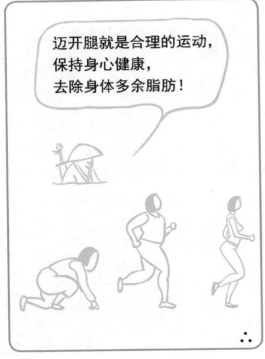

不停药就是已经有三高
的人群一定要听医生的建议，
有些药物需要长期使用，
比如降压药！

记得按时吃药哟！

忘情水

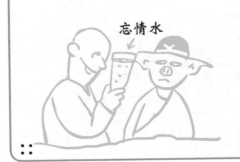

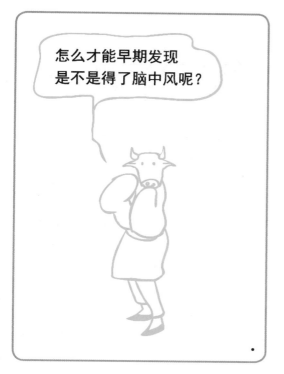

怎么才能早期发现
是不是得了脑中风呢?

记住这八个迹象
有可能就是脑中风前兆。

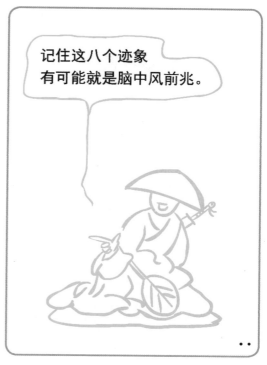

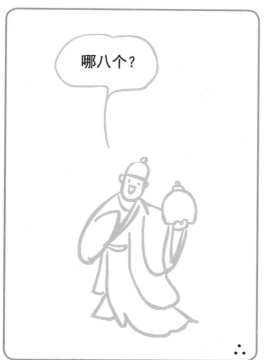

哪八个?

不明原因剧烈头疼;
一侧眼皮耷拉下来;
不明原因眼睛看东西不清楚;
看东西重影;
天旋地转耳鸣;
肢体麻木无力;
口眼歪斜;
突然昏迷不醒。

机智的吃面群众记住了

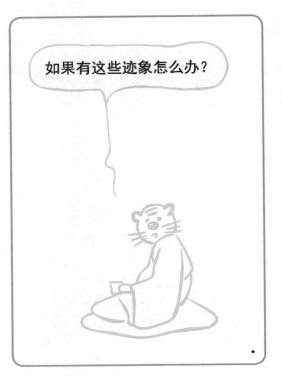

如果有这些迹象怎么办？

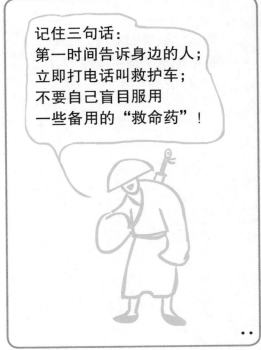

记住三句话：
第一时间告诉身边的人；
立即打电话叫救护车；
不要自己盲目服用
一些备用的"救命药"！

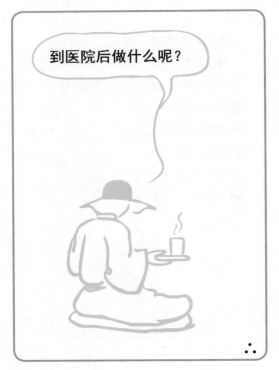

到医院后做什么呢？

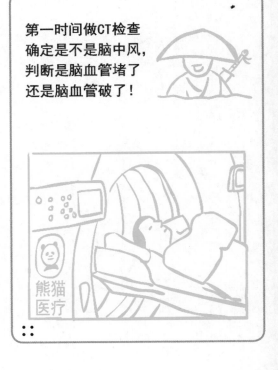

第一时间做CT检查
确定是不是脑中风，
判断是脑血管堵了
还是脑血管破了！

熊猫
医疗

有哪些急救方法呢？

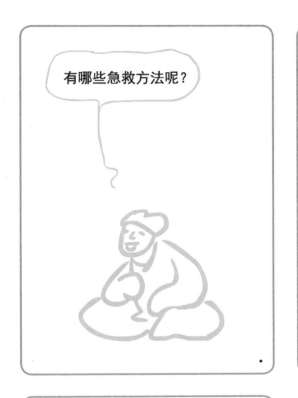

如果是脑血管堵了，
经过医生判断可以
立即从静脉血管注射
溶栓药物，把堵塞脑血
管的血栓溶化了。
这个药物可以挽救
一部分病人的生命。

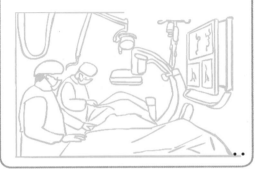

是不是静脉血管
注射了溶栓药物就不用取栓了？

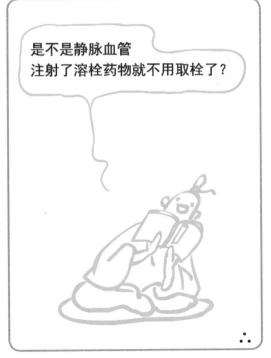

非也！
静脉溶栓药物只在发病
后4.5小时内可以使用，
还有一部分病人不适合使用
这种药物。

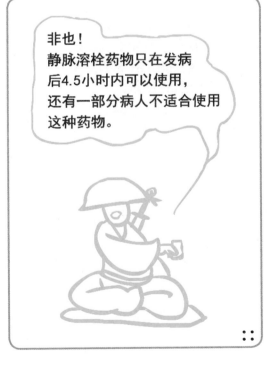

另外，如果堵塞的脑血管
管径大于2mm，
或者血栓长度超过8mm，
这种药物的作用就有限了，
必须抓紧找阿缪取栓。

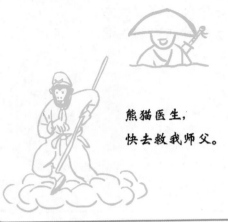

熊猫医生，

快去救我师父。

取栓是怎么回事呢？

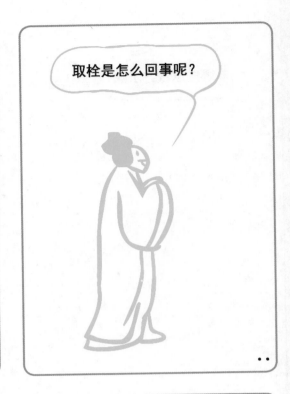

就是把堵塞脑血管的
血栓用一根管子洗出来
或者用一个特殊的支架
把血栓拽出来。

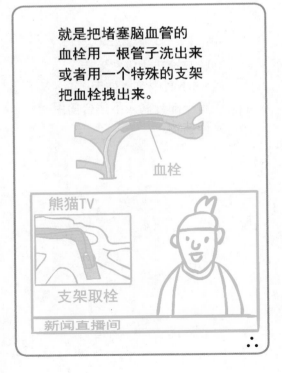

血栓

熊猫TV

支架取栓

新闻直播间

听起来和下水道
堵了捅开差不多。
脑血管是怎么堵的呢？

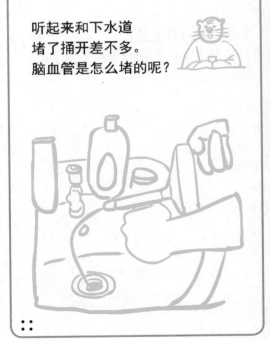

有些是脑血管本身
斑块脱落堵塞了，
有些是血管本身撕裂了，
有些是心脏里面跑出来的
血栓顺流而上堵到脑血管了！

取栓手术

股动脉

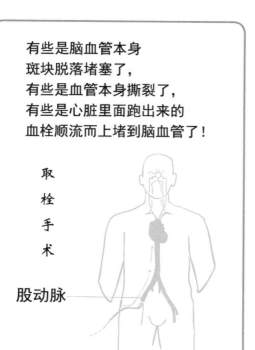

是不是所有脑血管
堵了都能够取通呢？
效果怎么样？

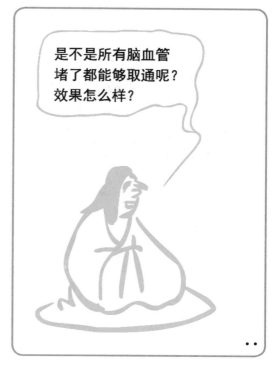

大概有70%的血管能够取通，
另外，越早取通越好，
但不是每一个病人都适合取，
要经过严格筛选。
取通后病人的预后
要比不通的好得多。

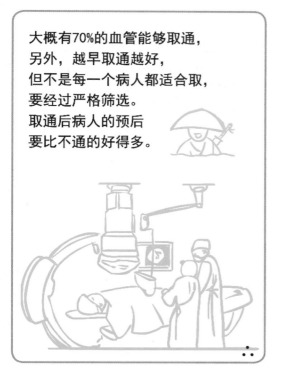

血管取通了是不是
就不用其他药呢？

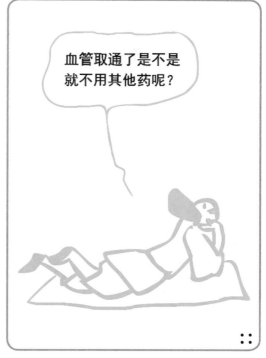

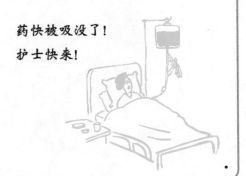

药不能停！
在手术做完后应该继续
针对危险因素治疗，
比如由于心脏房颤导致
的血栓堵了必须要抗凝治疗，
其他抗血小板药物，
降血脂药物都要跟上。

药快被吸没了！
护士快来！

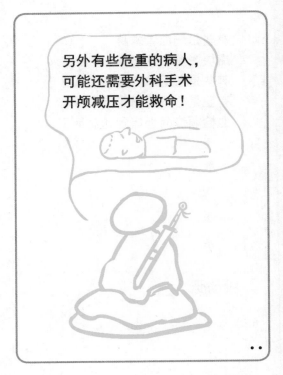

另外有些危重的病人，
可能还需要外科手术
开颅减压才能救命！

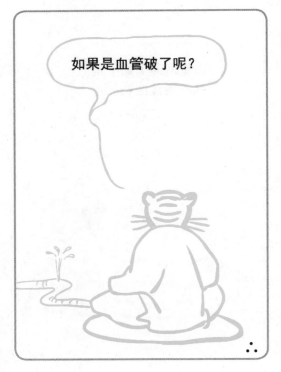

如果是血管破了呢？

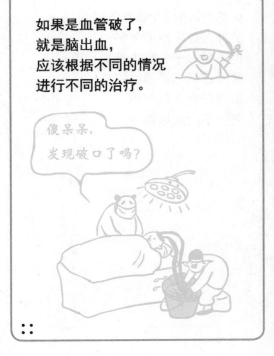

如果是血管破了，
就是脑出血，
应该根据不同的情况
进行不同的治疗。

傻呆呆，
发现破口了吗？

哪些情况呢？

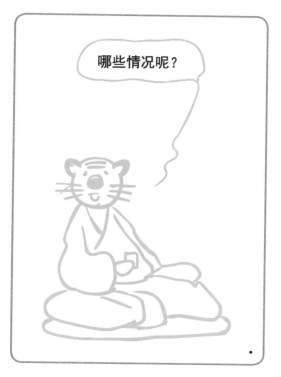

如果是高血压脑出血，
那就一定要控制血压，对症下药；
如果出血量大，
有些需要外科手术把血块取出来；

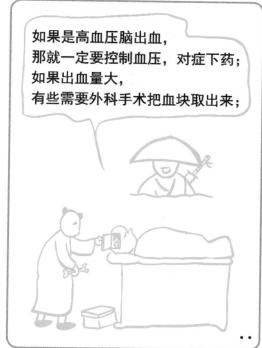

如果脑血管瘤破裂，
就需要通过介入方法
把血管瘤闭塞了，
或者外科手术夹闭了；
如果是静脉系统血栓形成
就需要把堵塞的静脉窦打开。

熊猫医生，
我还能用手机
刷脸解锁吗？

如果是脑淀粉样变性呢？

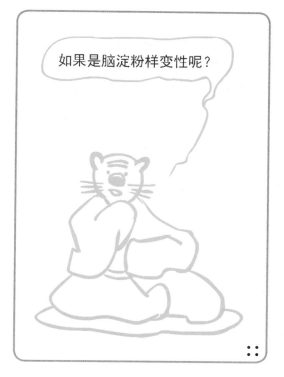

没有太好的方法，
控制危险因素可能会降低
这种疾病反复出血，
但是也不一定，
否则沙龙就不会反复
脑出血而最后去世了！

王院长
说的对！

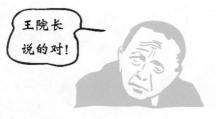

以色列前总理沙龙

吃什么不得脑中风？

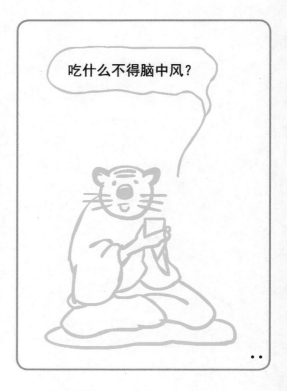

其实，吃什么都不能完全
预防脑中风，多吃蔬菜水果，
优质蛋白质，有些坚果类可能
有助于降低脑中风发作。
还有，可以尝试阿缪拉面！

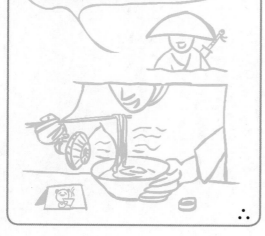

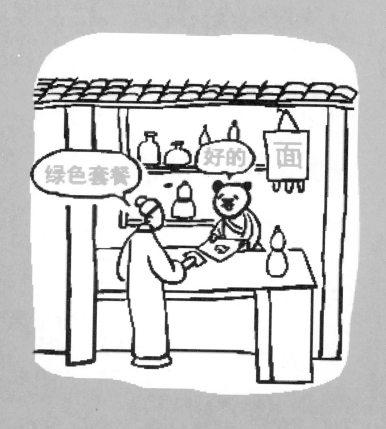

2. 有 80% 的脑中风在发作前
可以通过套餐检查筛出来

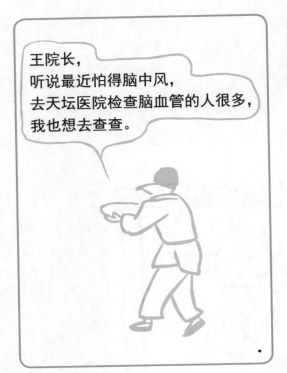

王院长，
听说最近怕得脑中风，
去天坛医院检查脑血管的人很多，
我也想去查查。

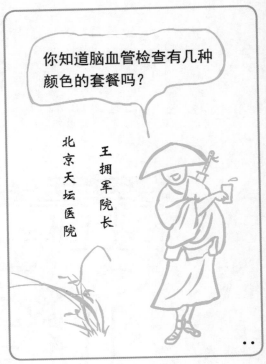

你知道脑血管检查有几种
颜色的套餐吗？

王拥军院长

北京天坛医院

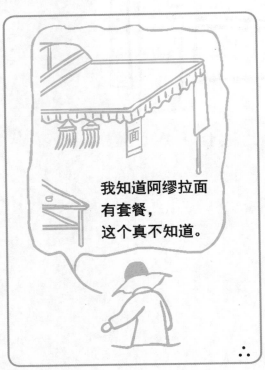

我知道阿缪拉面
有套餐，
这个真不知道。

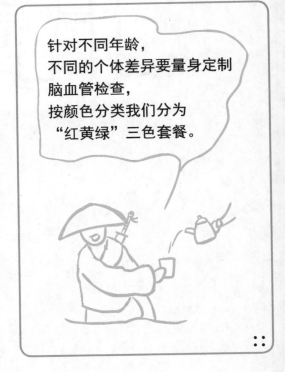

针对不同年龄，
不同的个体差异要量身定制
脑血管检查，
按颜色分类我们分为
"红黄绿"三色套餐。

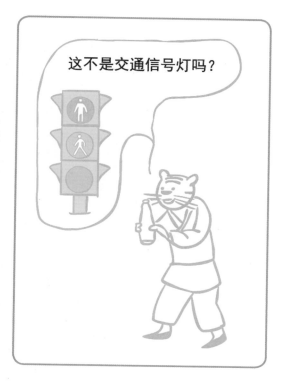

这不是交通信号灯吗？

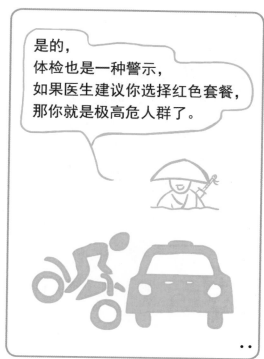

是的，
体检也是一种警示，
如果医生建议你选择红色套餐，
那你就是极高危人群了。

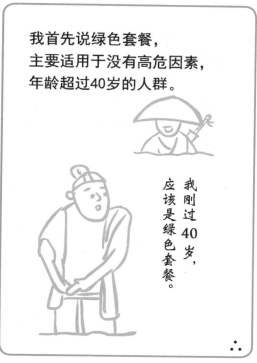

我首先说绿色套餐，
主要适用于没有高危因素，
年龄超过40岁的人群。

我刚过40岁，
应该是绿色套餐。

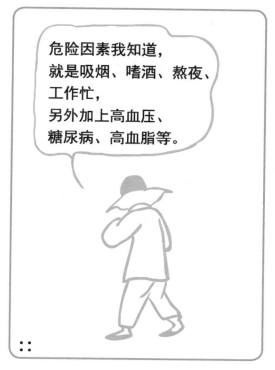

危险因素我知道，
就是吸烟、嗜酒、熬夜、
工作忙，
另外加上高血压、
糖尿病、高血脂等。

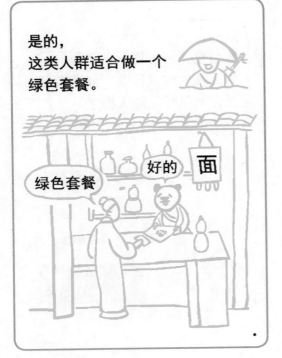

是的，
这类人群适合做一个
绿色套餐。

绿色套餐　好的　面

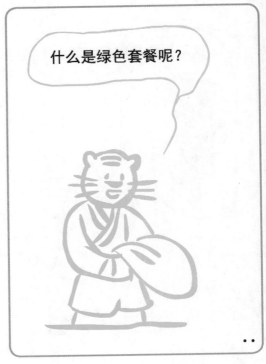

什么是绿色套餐呢？

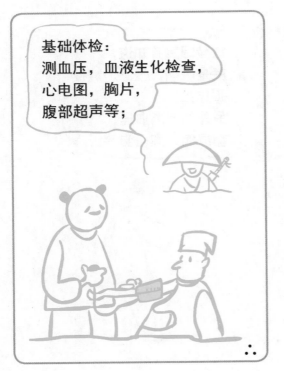

基础体检：
测血压，血液生化检查，
心电图，胸片，
腹部超声等；

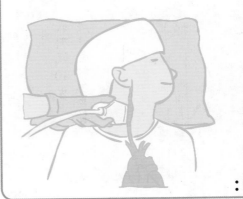

针对脑血管的检查包括
颈动脉超声，看看颈部
大血管有没有斑块，
脑血管经颅超声多普勒
（TCD）查查颅内血管有
没有狭窄。

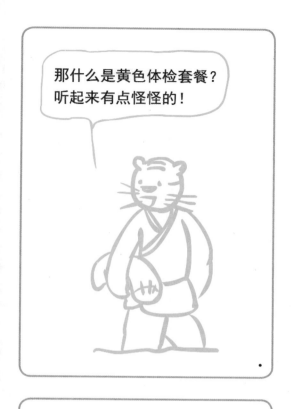

那什么是黄色体检套餐？
听起来有点怪怪的！

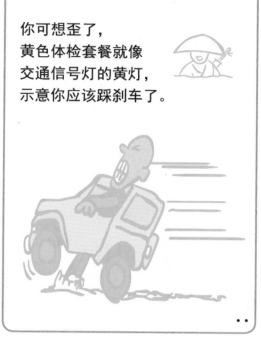

你可想歪了，
黄色体检套餐就像
交通信号灯的黄灯，
示意你应该踩刹车了。

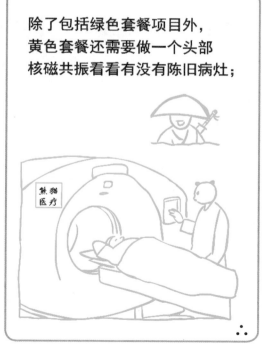

除了包括绿色套餐项目外，
黄色套餐还需要做一个头部
核磁共振看看有没有陈旧病灶；

熊猫
医疗

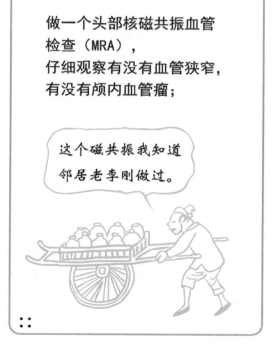

做一个头部核磁共振血管
检查（MRA），
仔细观察有没有血管狭窄，
有没有颅内血管瘤；

这个磁共振我知道
邻居老李刚做过。

除了查脑血管，
还要做心脏检查：经食道超声
检查，做超声心动图看看心脏
收缩功能，有没有心脏及大动
脉附壁血栓；有没有房颤，
有没有先心病。

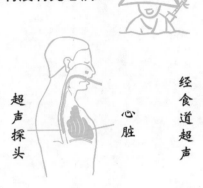

超声探头

心脏

经食道超声

脑血管检查套餐为什么
还要检查心脏啊？

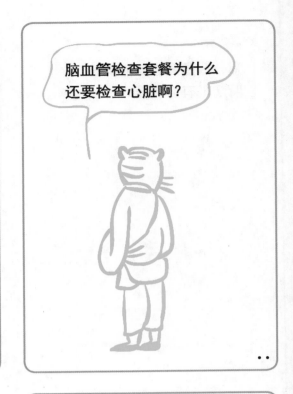

因为心脑同源啊，
脑中风与心脏疾病密切相关，
上面提到的这些疾病都可能
导致心脏形成血栓，
顺流而上造成脑栓塞。

顺流而上
造成
脑栓塞

心脏形成血栓

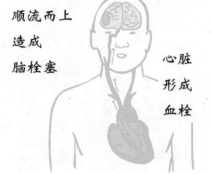

哪些人群适合黄色套餐呢？

我要黄色套餐

好的

黄色

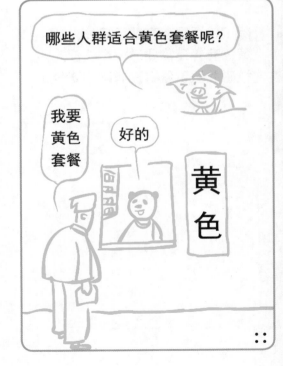

高危因素人群；
直系亲属有过脑中风的人群；
有冠心病，放过冠脉支架，
做过心脏换瓣手术的病人；
患有下肢动脉闭塞症的病人等。

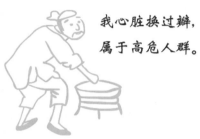

我心脏换过瓣，
属于高危人群。

什么是红色套餐呢？

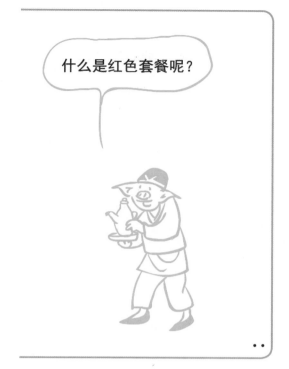

除了符合黄色套餐，
红色套餐适合已经有过
脑中风的病史，
尤其是有过HR-NICE的人群；

别开枪，　　赶紧去做
马上去。　　红色套餐！

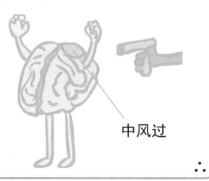

中风过

已经检查发现有脑血管狭窄
或者颈动脉有斑块的人群；
已经发现无症状颈动脉高度
狭窄或者颅内有未破裂的
血管瘤的人群。

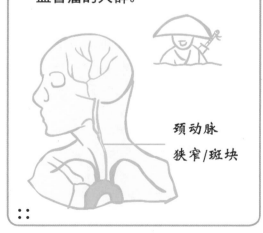

颈动脉
狭窄/斑块

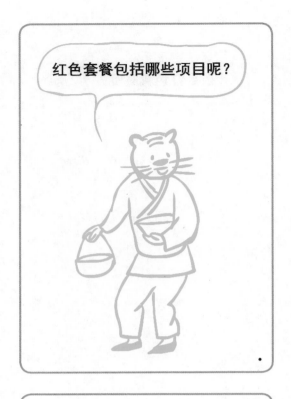

红色套餐包括哪些项目呢？

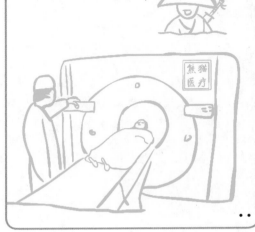

除了包括黄色套餐，
增加了高分辨核磁共振检查，
尤其是一些特殊成像，
可以判断有没有微出血。

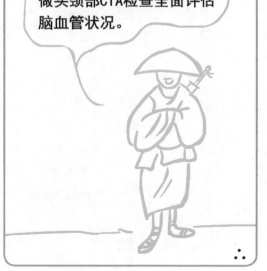

观察颈动脉斑块是否稳定，
脑动脉瘤是不是容易破裂，
做头颈部CTA检查全面评估
脑血管状况。

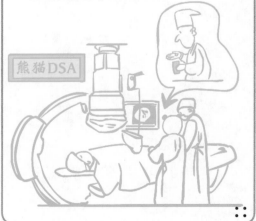

长期服用抗血小板药物的
人群要做药物基因组检查，
看看这些药物是不是适合你。
红色套餐还包括必要时做
脑血管造影检查（DSA）。

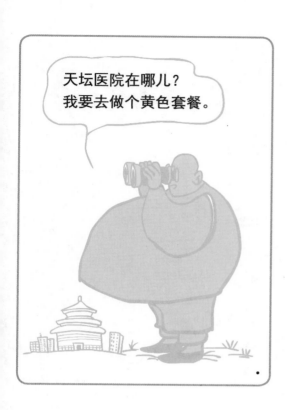

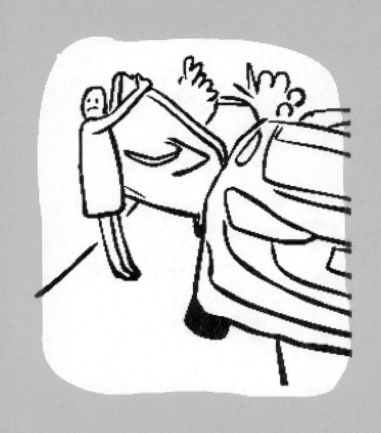

3.这个"机会"必须抓住，
可以使脑中风复发
风险降低32%

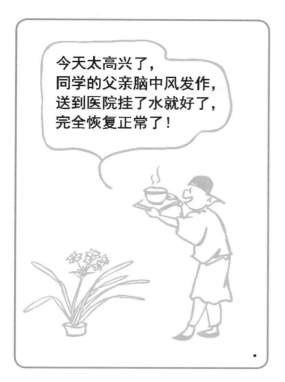

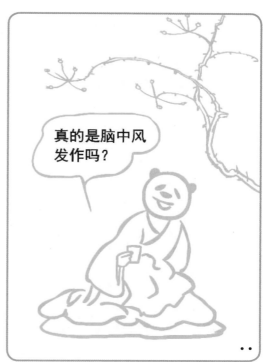

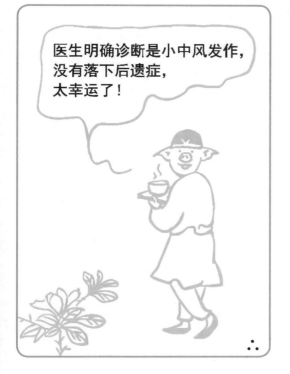

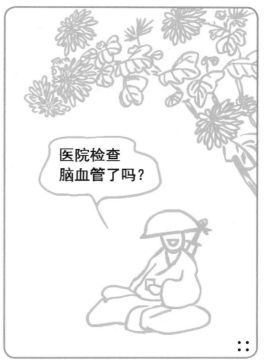

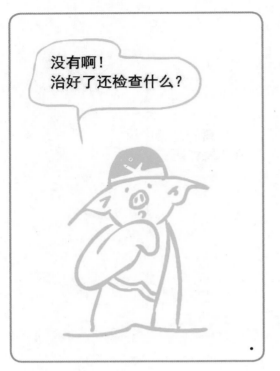

没有啊！
治好了还检查什么？

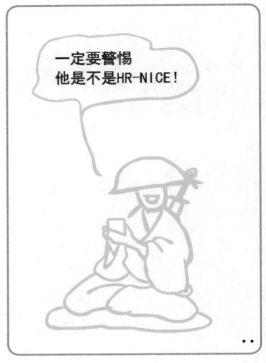

一定要警惕
他是不是HR-NICE！

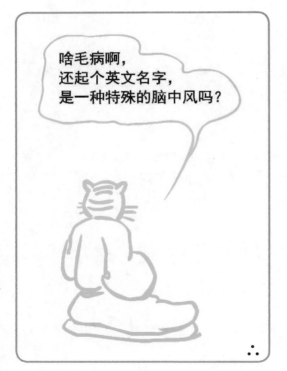

啥毛病啊，
还起个英文名字，
是一种特殊的脑中风吗？

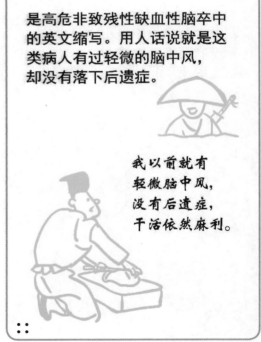

是高危非致残性缺血性脑卒中
的英文缩写。用人话说就是这
类病人有过轻微的脑中风，
却没有落下后遗症。

我以前就有
轻微脑中风，
没有后遗症，
干活依然麻利。

貌似完全恢复了，
其实隐藏着巨大的风险。
如果不给予正确的方法治疗，
再复发的风险非常高！
再复发后可能就非死即残了！

HR-NICE   中风

暂时功能丧失   脑细胞死亡

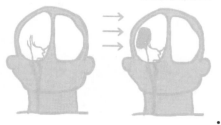

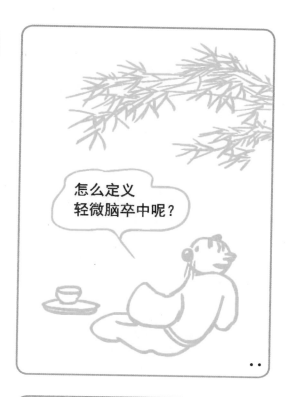

怎么定义
轻微脑卒中呢？

包括TIA和小中风两种方式，
TIA就是一过性脑缺血发作，
比如一过性胳膊腿麻木无力、
说话不清楚等，
但是症状都不超过24小时。

TIA   中风

动脉暂时堵塞   动脉完全堵塞

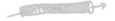 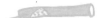

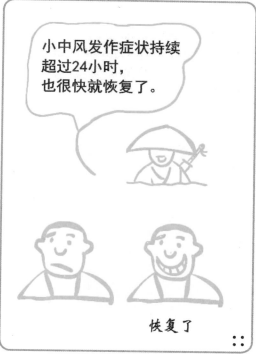

小中风发作症状持续
超过24小时，
也很快就恢复了。

恢复了

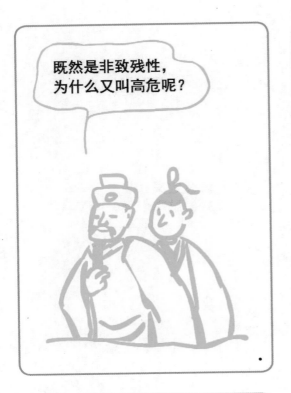

既然是非致残性，
为什么又叫高危呢？

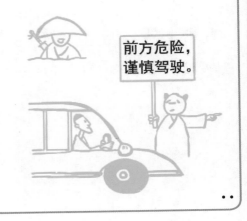

这类患者的发作元凶有可能是
脑血管高度狭窄、房颤，
或者脑血管管壁本身有问题等，
轻微发作其实就是提个醒儿，
让人暂时逃过一劫。

前方危险，
谨慎驾驶。

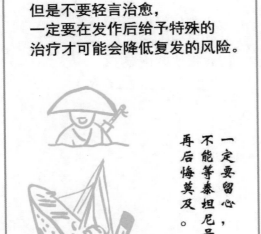

但是不要轻言治愈，
一定要在发作后给予特殊的
治疗才可能会降低复发的风险。

一定要留心，
不能等泰坦尼号克沉没了，
再后悔莫及。

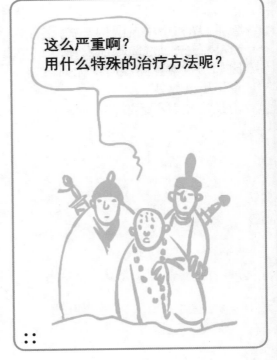

这么严重啊？
用什么特殊的治疗方法呢？

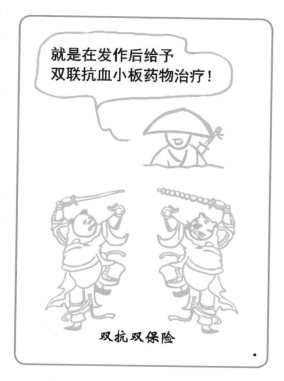

就是在发作后给予
双联抗血小板药物治疗！

双抗双保险

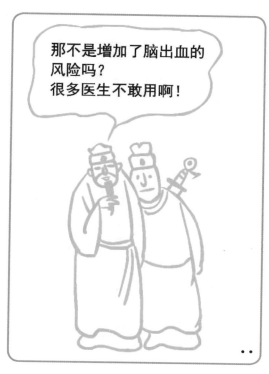

那不是增加了脑出血的
风险吗？
很多医生不敢用啊！

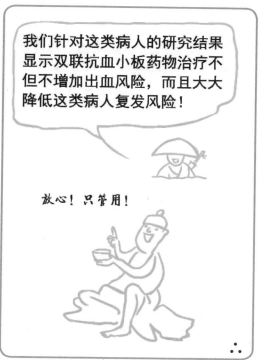

我们针对这类病人的研究结果
显示双联抗血小板药物治疗不
但不增加出血风险，而且大大
降低这类病人复发风险！

放心！只管用！

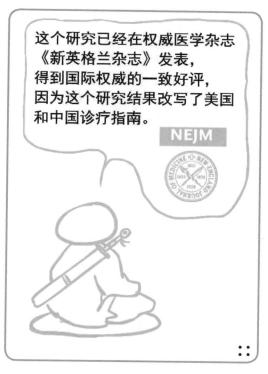

这个研究已经在权威医学杂志
《新英格兰杂志》发表，
得到国际权威的一致好评，
因为这个研究结果改写了美国
和中国诊疗指南。

NEJM

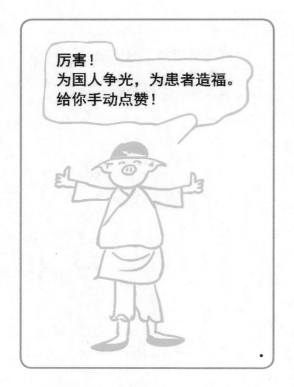

厉害！
为国人争光，为患者造福。
给你手动点赞！

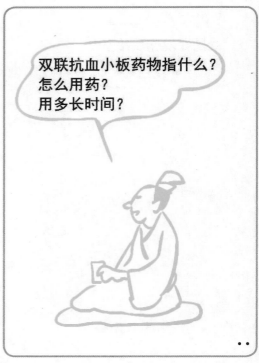

双联抗血小板药物指什么？
怎么用药？
用多长时间？

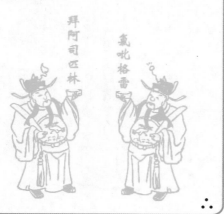

拜阿司匹林+氯吡格雷。
在发病后24小时启动双联
抗血小板药物，连续用3周
（21天），然后改为单抗，
也就是继续用一个抗血小
板药物。

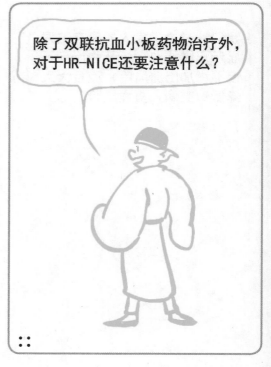

除了双联抗血小板药物治疗外，
对于HR-NICE还要注意什么？

一定要针对性检查发病原因，针对病因进行治疗。

冤有头，债有主，
有本事你去找真凶，
这个锅俺不背。

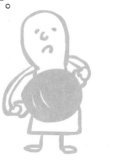

比如有脑血管高度狭窄的
找阿缪评估后做支架；
有脑血管闭塞
的找张大侠做搭桥；
有颈动脉狭窄的可以做剥
离手术把斑块取出来。

有同志请问。

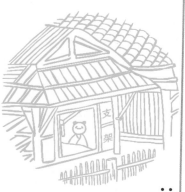

这是不是取栓手术？

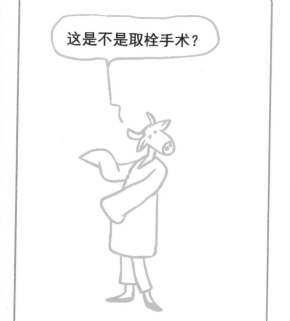

不是，
取栓手术是脑血管急性
闭塞后取出血栓，
这是斑块，
只能切下来或者做支架。

外科手术
切下来

支架

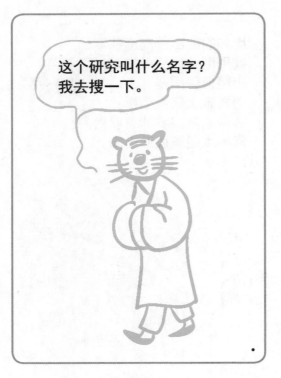

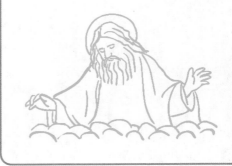

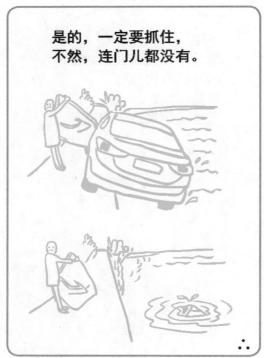

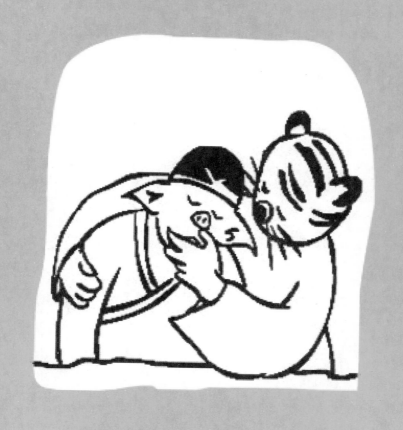

4. 解读脑卒中十大认识误区

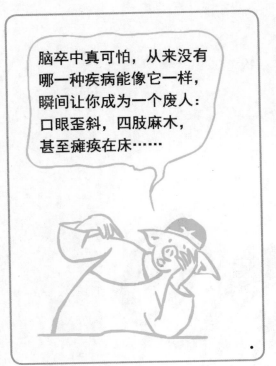

脑卒中真可怕，从来没有哪一种疾病能像它一样，瞬间让你成为一个废人：口眼歪斜，四肢麻木，甚至瘫痪在床……

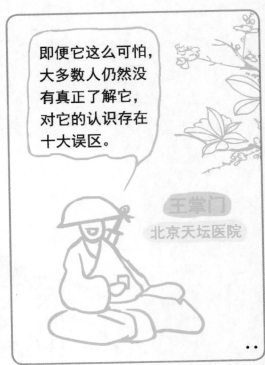

即便它这么可怕，大多数人仍然没有真正了解它，对它的认识存在十大误区。

王掌门
北京天坛医院

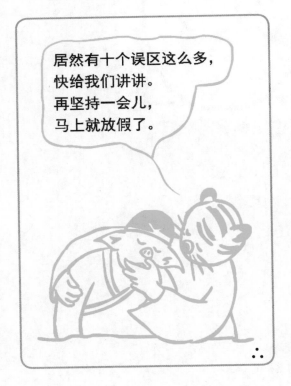

居然有十个误区这么多，快给我们讲讲。再坚持一会儿，马上就放假了。

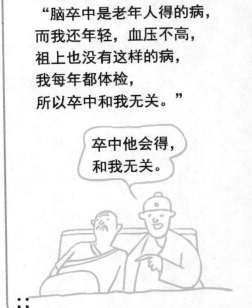

误区一：我不会得脑卒中。"脑卒中是老年人得的病，而我还年轻，血压不高，祖上也没有这样的病，我每年都体检，所以卒中和我无关。"

卒中他会得，和我无关。

孰不知全世界每6个人中
就有1人可能遭遇卒中，
每2秒钟就有一人发生卒中，
每6秒钟就有1人死于卒中，
每6秒钟就有1人因卒中而
永久致残。

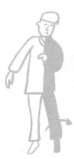

王掌门说的对，
大家一定要注意。

天哪，
这么说起来，
人人头上都悬着
卒中的利剑。

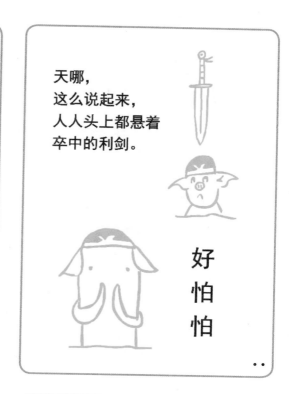

好
怕
怕

是的，卒中发病不分性别
和年龄。中国卒中的发病
平均年龄是66岁，比美国
白人早10年，其中1/5的
患者小于45岁。

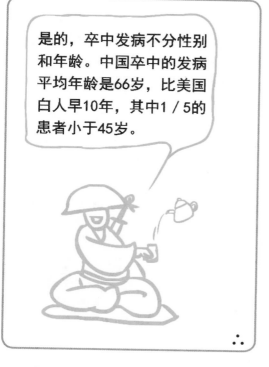

掐指一算，
咱都是那1/5行列里的啊。

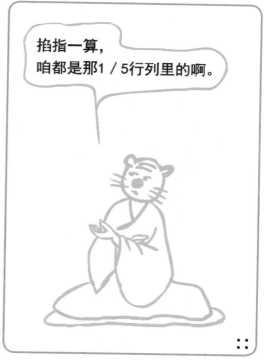

误区二：
颈动脉筛查=脑卒中筛查，
颈动脉有斑块就会发生脑卒中。

脑卒中筛查是一个综合过程，
脑血管、颈动脉等检查只是
其中一部分，是否发病还要
看它具不具有危险因素。

不要搞错哦。

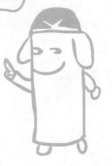

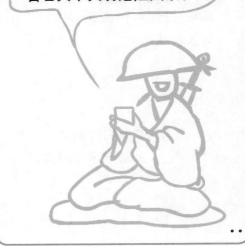

一类是行为因素：
最大的危险是吸烟，
第二个是精神压力，
第三个是运动减少。

另一类是疾病因素包括高血压、
糖尿病、心脏病，
当然还包括血脂异常和其他。

陷入中年危机，
精神压力大，
我好久没运动了。

可得注意，
这些毛病很多人
都有。

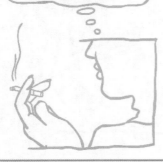

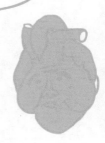

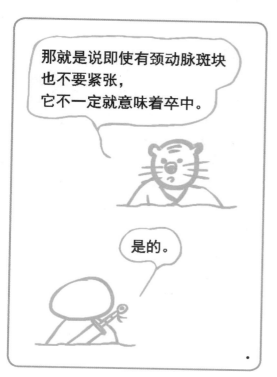

那就是说即使有颈动脉斑块也不要紧张，它不一定就意味着卒中。

是的。

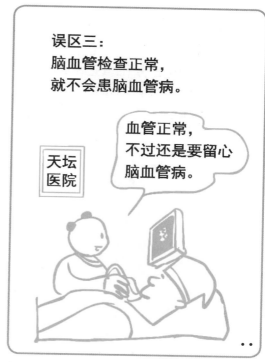

误区三：
脑血管检查正常，就不会患脑血管病。

血管正常，不过还是要留心脑血管病。

天坛医院

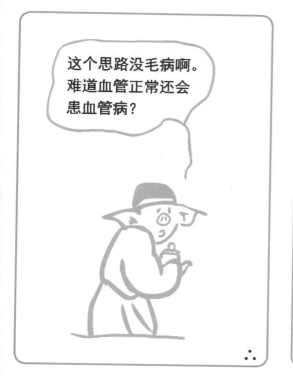

这个思路没毛病啊。难道血管正常还会患血管病？

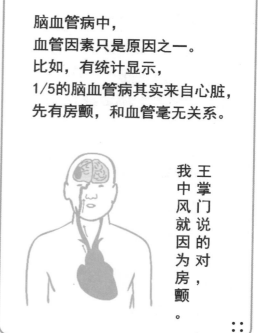

脑血管病中，
血管因素只是原因之一。
比如，有统计显示，
1/5的脑血管病其实来自心脏，
先有房颤，和血管毫无关系。

王掌门说的对，我中风就因为房颤。

明白了，
所以说脑血管筛查正常，
并不意味着你不会患
脑血管病。

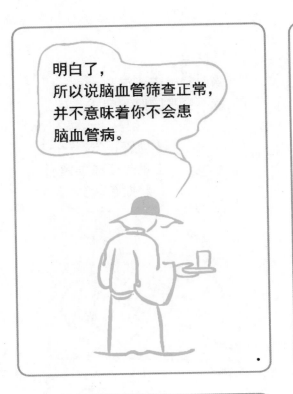

误区四：
有些食物或动作是
防止卒中的灵丹妙药。
比如吃特殊的食物，
每天用犀牛角梳子梳头，
每天运动等。

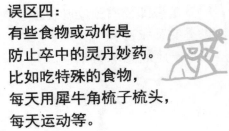

用
犀牛角
梳子
梳头

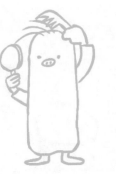

还有一位老先生说他每天
在公园里倒走1万步，
预防中风。
还有的人每天都吃
纳豆、卵磷脂，喝健身茶。

后退，
我要开始装X了。

这些真的能预防中风吗？

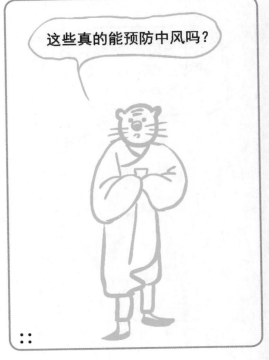

对于养生保健来说，有时候规律生活甚至超过科学本身。任何食物，包括纳豆、卵磷脂，真正有效的不多，最好的食物还是每天吃的这些蔬菜水果。

每天一个苹果，远离大夫。

预防中风最有证据的运动就是快走。但来自美国健康研究所的调查显示，剧烈运动会增加脑出血，因此运动也要有限度。

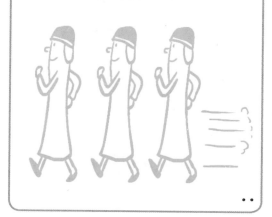

误区五：

阿司匹林可以预防任何卒中。临床大夫推荐的阿司匹林是因人而异的，肯定不是任何人都能吃。

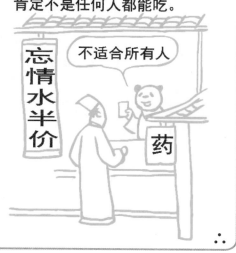

忘情水半价

不适合所有人

药

美国的国家指南也表示，卒中的防控措施是综合的，阿司匹林只是其中的一环。尽管阿司匹林很重要，但别忘了遵医嘱服用降压、调脂、降血糖的药物，这些也是重要的措施。

别忘了别的药

斑块

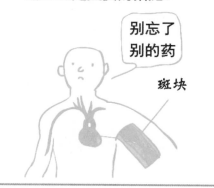

误区六：
药物有毒，保健品更安全。
我可以说，现在全世界没有
一例因为使用他汀类药物出
现身体损害的，不要被说明
书上罗列的不良反应给吓
到了。

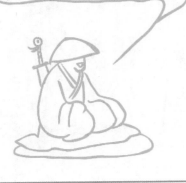

保健品的安全性未接受科学
评价，有确切疗效的一定不
是保健品。而且保健品很贵，
破了财未必能治好病，
还可能贻误病情。

有确切疗效的，一定不是保健品。

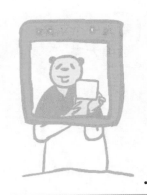

越听越心惊，
王掌门没有说之前，
我也是这样认为的。
那么误区七是什么？

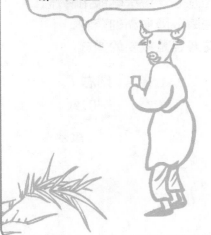

误区七：
我病情轻，不用住院治疗，
在门诊输液就能好，
这是错误的。

你不要再说了，
我不住院。

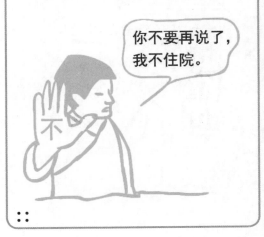

即便是小中风，
预后也常常不如人意，
病死率和复发率都较高，
因此大意不得。

年轻人，你听我说，
大意不得，我就是例子。

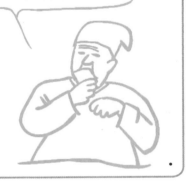

从社会角度来讲，
短暂、轻微的小中风
治疗价值更大，
治好了就是正常人，
不治可能就成真正的中风了。

是，
早治效果好。

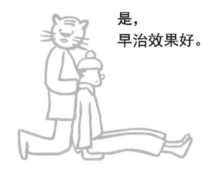

说起输液，一到冬天，
社区医院里就会有很多
老头老太太去输液，
认为可以预防中风。

老伴，输液去，
预防中风

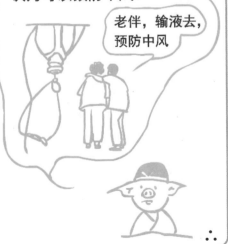

这就是误区八：
输液比吃药更有效。
其实，在中风早期，输液没
什么用，主要还是以他汀类、
抗血小板和降压类药物为主，
只有溶栓才需要静脉输液。

大夫，
给我输液吧，
我还要上班，
听说输液好得快。

门诊中我们几乎从来不开输液，
不恰当的输液只会使病情更重，
而且研究发现，
每天输液的病人致残率更高。

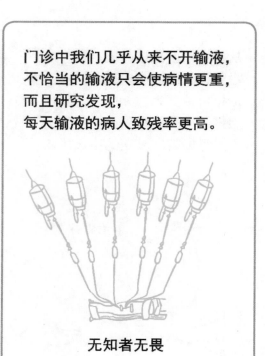

无知者无畏

经常听人说
"每天吃三七、野生银杏茶，
多吃活血补品，就活了血了，
可以溶解血栓了。"
这是真的吗？

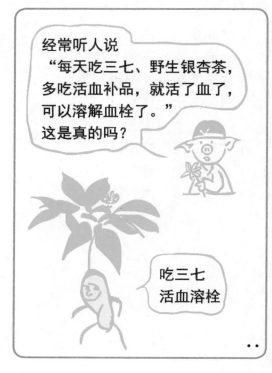

吃三七
活血溶栓

这就是误区九：
活血=疏通血管=防治中风。
现在的溶栓药物品种很少，
也都有治疗的最佳时间段，
溶栓风险很大，有害无益。

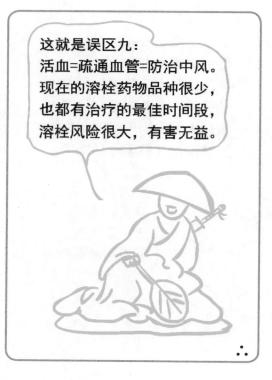

再说，
迄今为止还没有
口服的溶栓药物，
而且活血药物不能溶栓，
不能疏通血管。

跟我读

这
是
误
区

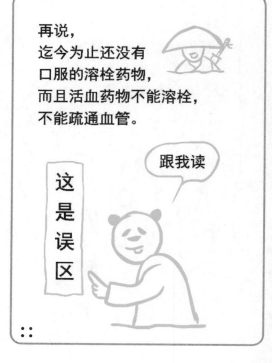

还有第十个误区：
我病好了，
不用吃药了。

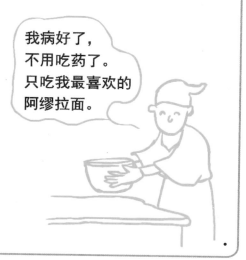

我病好了，
不用吃药了。
只吃我最喜欢的
阿缪拉面。

这我又不懂了，
病都好了还要继续吃药吗？

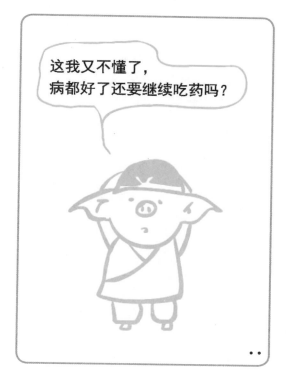

当然要，中风的复发率
很高，5年复发率是30%，
1/3的人因复发而再住院。
做过 ESSEN 卒中风险评分
量表的病人，得分越高
越要坚持吃药。

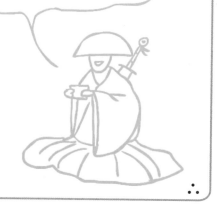

还有的人因为腿、脚能动了
就不吃药了，实际上中风后
即使肢体康复了，血管也不
一定好转。堵塞可能还存在，
应该遵医嘱坚持服药。

药不能停

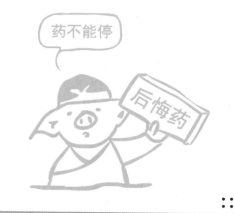

后悔药

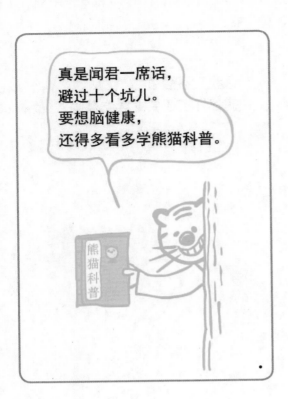

脑健康读本
Brain Health Reader

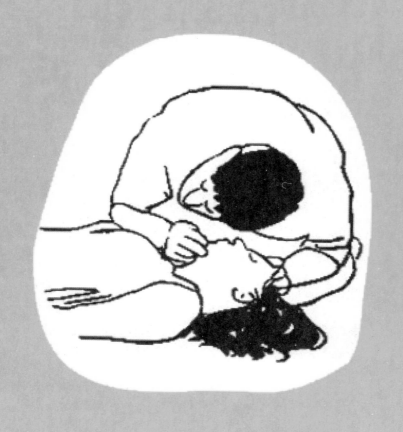

5. 年纪轻轻怎么就脑中风了？
你可能忽略了这些问题

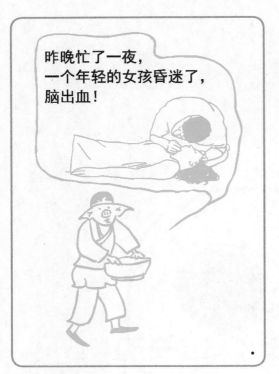

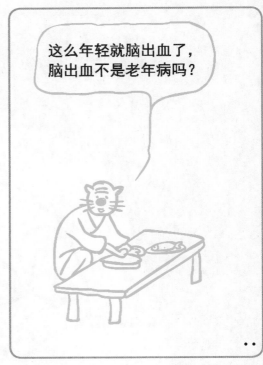

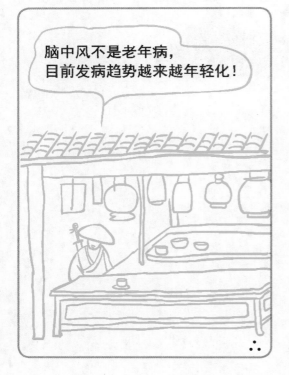

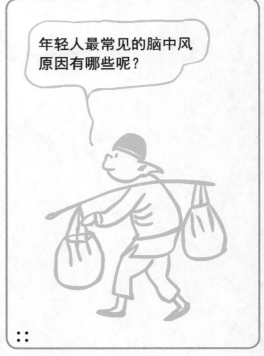

1. 高血压脑出血。
很多30岁左右的高血压脑出血的病人其实在十几岁就出现了高血压病，但却大多数没有正规的服用降压药物。

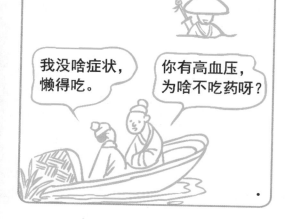

我没啥症状，懒得吃。

你有高血压，为啥不吃药呀？

不吃药的原因有二：
一是担心降压药物会有不良反应，二是认为脑出血、心肌梗死等是老年病，离自己很选。

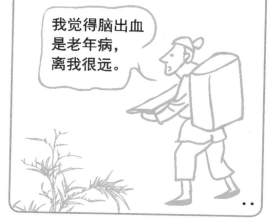

我觉得脑出血是老年病，离我很远。

2. 脑动静脉畸形。
这是由于先天脑血管发育就不好，本来正常的脑血管长成一团乱麻，这一团乱麻很容易造成脑出血。

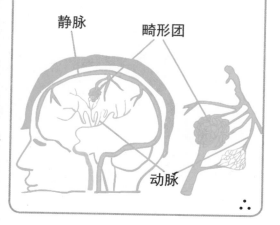

静脉

畸形团

动脉

3. 烟雾病。
这类脑血管疾病原因不很清楚，往两侧大脑半球供血的颈动脉会逐渐闭塞，同时会有一些毛细血管拼命扩张，弥补闭塞导致的脑供血不足。

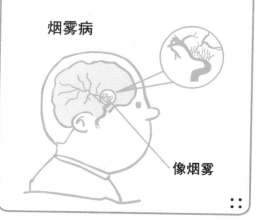

烟雾病

像烟雾

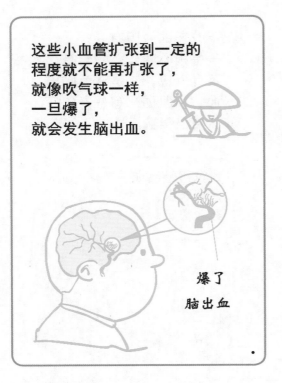

这些小血管扩张到一定的
程度就不能再扩张了，
就像吹气球一样，
一旦爆了，
就会发生脑出血。

爆了
脑出血

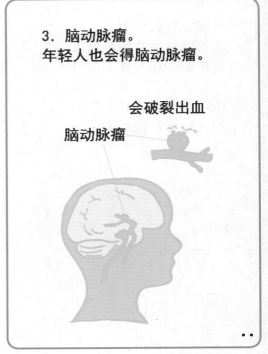

3. 脑动脉瘤。
年轻人也会得脑动脉瘤。

会破裂出血

脑动脉瘤

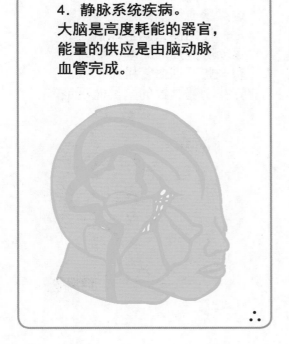

4. 静脉系统疾病。
大脑是高度耗能的器官，
能量的供应是由脑动脉
血管完成。

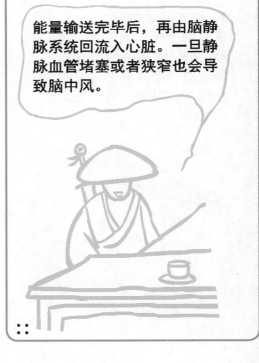

能量输送完毕后，再由脑静
脉系统回流入心脏。一旦静
脉血管堵塞或者狭窄也会导
致脑中风。

5. 不注意危险因素的控制，包括肥胖、熬夜、酗酒抽烟、不规范的剧烈运动。

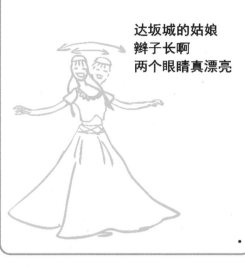

达坂城的姑娘
辫子长啊
两个眼睛真漂亮

怎样发现年轻人有没有脑中风的风险呢？

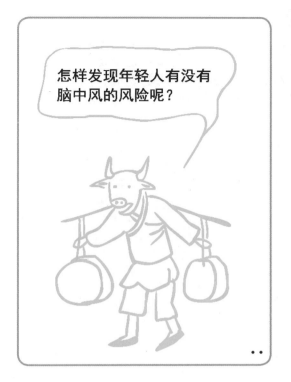

1. 通过体检发现：
常规体检发现血压高，明确诊断为高血压病的人群应该严格降压，养成良好的生活习惯，有糖尿病等疾病家族史者应该选择绿色套餐筛查。

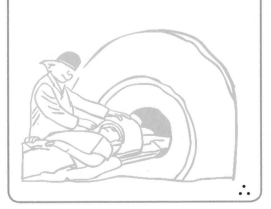

2. 通过症状发现；
有些已经有症状的人群应该选择红色套餐。

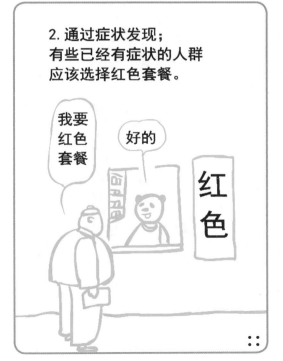

我要红色套餐

好的

红色

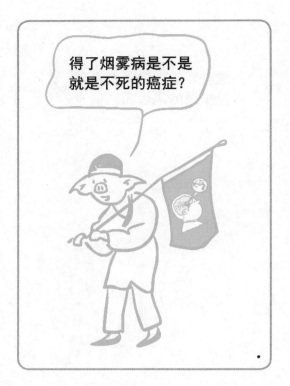

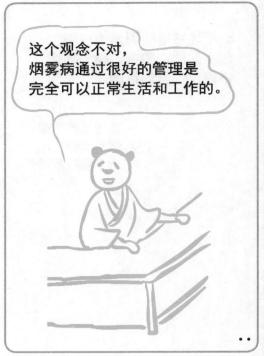

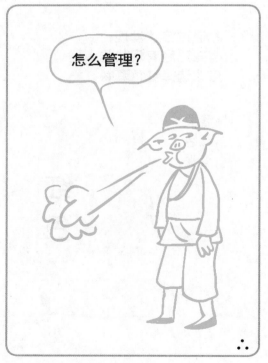

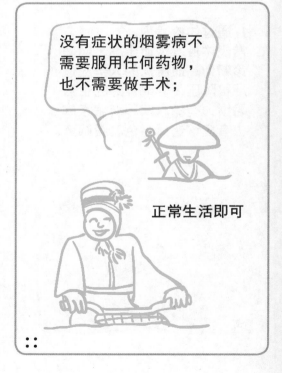

如果有缺血发作或者已经
发生脑出血，可以经过评
估后做外科手术，
小孩子可以做颞肌贴附手术，
年龄大的可以做搭桥手术。

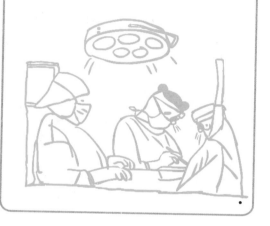

脑血管畸形怎么治疗啊？

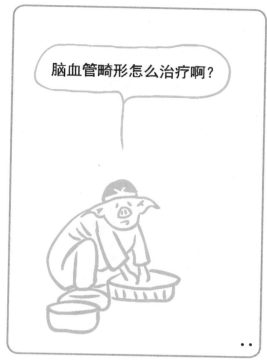

如果有症状，或者已经有过
脑出血，要争取根治，最彻
底的方法就是外科手术切除。
另外有些可以通过介入治疗
或放疗治愈。

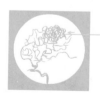 —— 畸形团

治疗前

 —— 消失

治疗后

静脉窦血栓
如何治疗呢？

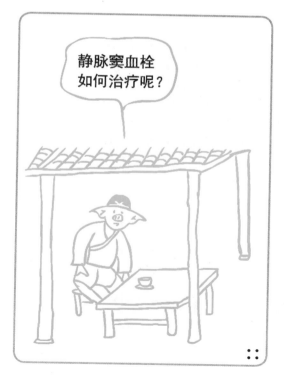

一般用抗凝治疗就可以，有一些危重病人可以做介入手术把血栓取出来。

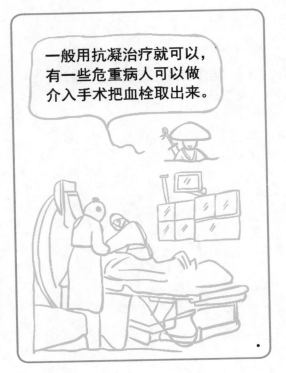

听熊猫医生科普过外伤也是年轻人脑中风的病因之一？

颈动脉外伤
导致中风

颈外动脉
颈内动脉
颈动脉

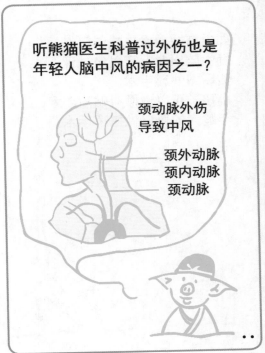

我也看过，确实是这样，《花花公子》模特梅伊、开大货车司机，还有练哑铃的年轻人，这些都是用力不当导致颈动脉撕裂引发脑中风的。

模特梅伊

我赶紧去查查体。

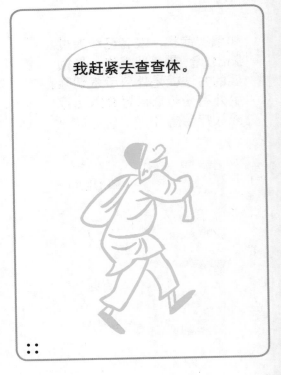

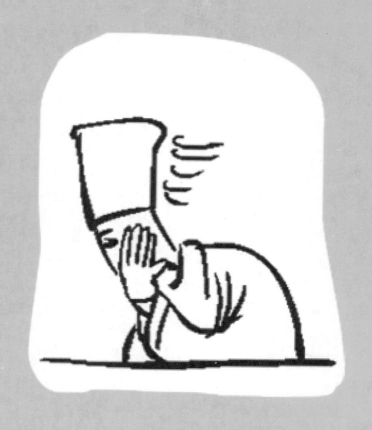

6. "眼前发黑"
是脑中风前兆吗？

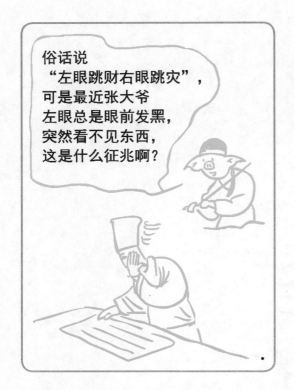

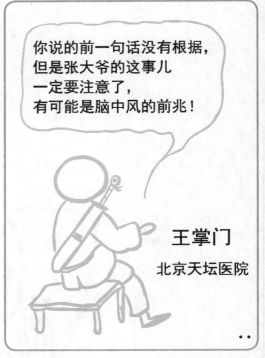

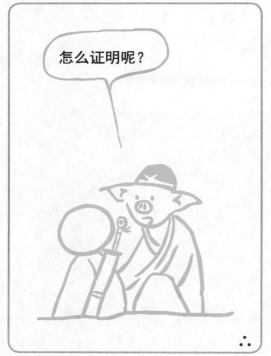

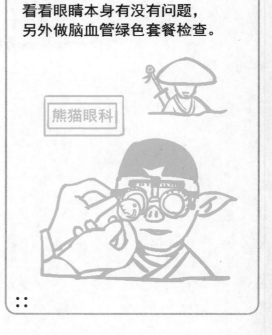

脑健康读本
Brain Health Reader

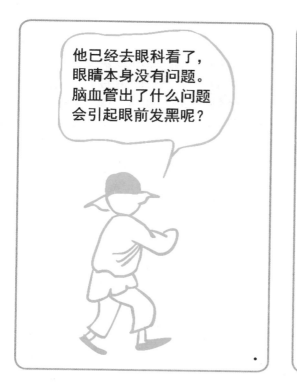

他已经去眼科看了，眼睛本身没有问题。脑血管出了什么问题会引起眼前发黑呢？

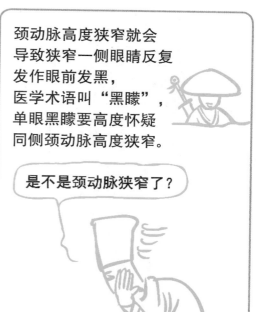

颈动脉高度狭窄就会导致狭窄一侧眼睛反复发作眼前发黑，医学术语叫"黑朦"，单眼黑朦要高度怀疑同侧颈动脉高度狭窄。

是不是颈动脉狭窄了？

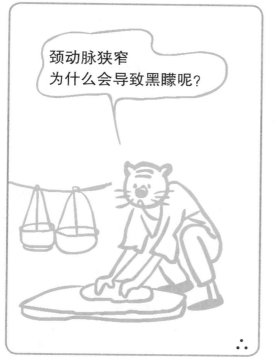

颈动脉狭窄为什么会导致黑朦呢？

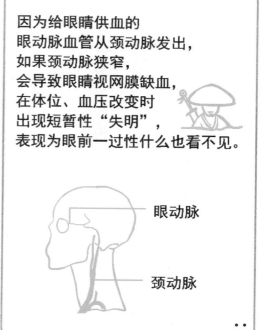

因为给眼睛供血的眼动脉血管从颈动脉发出，如果颈动脉狭窄，会导致眼睛视网膜缺血，在体位、血压改变时出现短暂性"失明"，表现为眼前一过性什么也看不见。

眼动脉

颈动脉

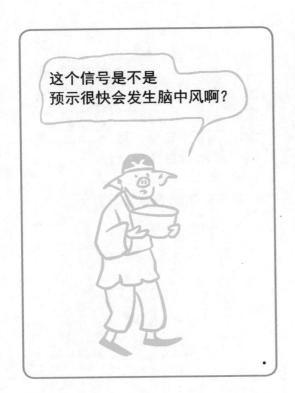

这个信号是不是
预示很快会发生脑中风啊？

你说的很对，这是身体
发出的一个很强的信号，
提示颈动脉狭窄，
如果不加以重视，
就可能会出现颈动脉斑块脱落
或者闭塞而导致脑中风发作。

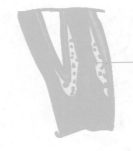

斑块

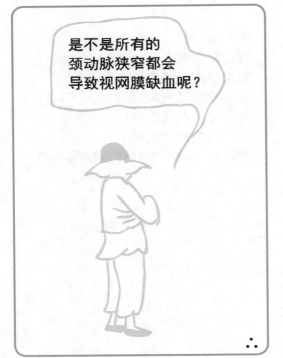

是不是所有的
颈动脉狭窄都会
导致视网膜缺血呢？

不一定，
有一些颈动脉狭窄
就不会引起黑矇。

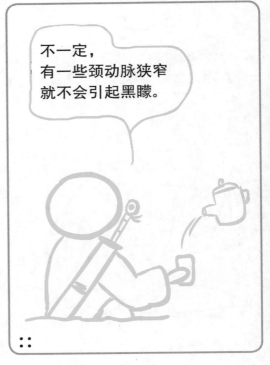

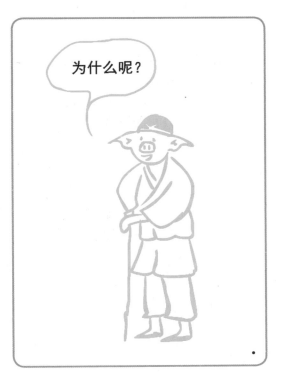

为什么呢？

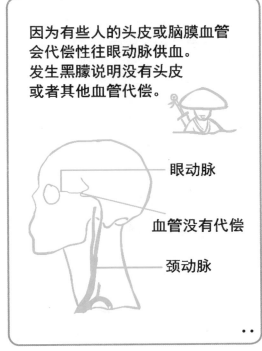

因为有些人的头皮或脑膜血管会代偿性往眼动脉供血。发生黑矇说明没有头皮或者其他血管代偿。

眼动脉

血管没有代偿

颈动脉

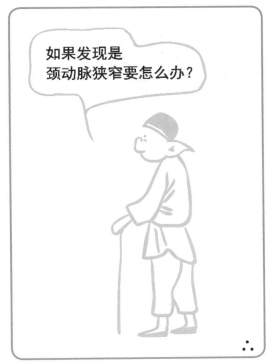

如果发现是颈动脉狭窄要怎么办？

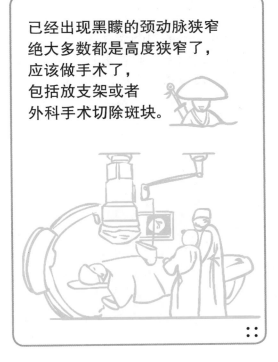

已经出现黑矇的颈动脉狭窄绝大多数都是高度狭窄了，应该做手术了，包括放支架或者外科手术切除斑块。

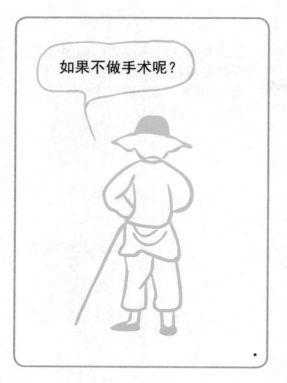

如果不做手术呢？

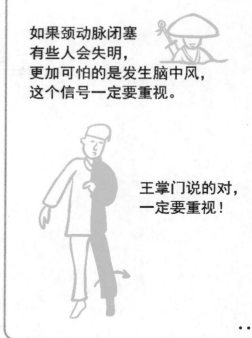

如果颈动脉闭塞
有些人会失明，
更加可怕的是发生脑中风，
这个信号一定要重视。

王掌门说的对，
一定要重视！

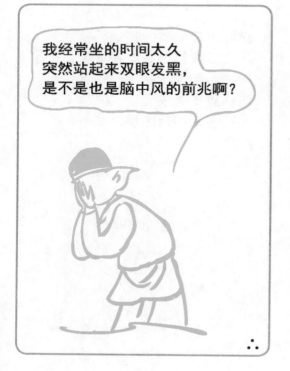

我经常坐的时间太久
突然站起来双眼发黑，
是不是也是脑中风的前兆啊？

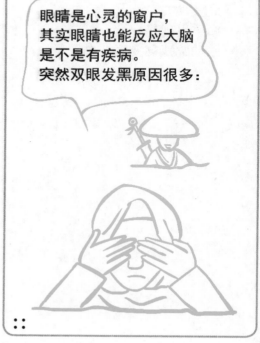

眼睛是心灵的窗户，
其实眼睛也能反应大脑
是不是有疾病。
突然双眼发黑原因很多：

有可能是起猛了，
由坐位突然变为站立时
引起位置性低血压，
产生眼动脉供血不足眼前发黑；

突然站起

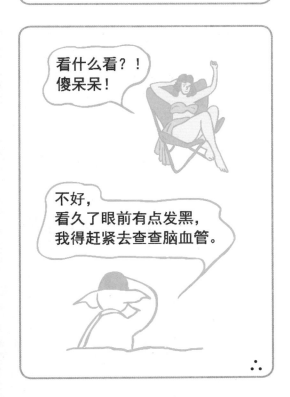

也可能是因为脑血管狭窄
导致的脑供血不足；
还有可能是低血糖、大脑肿瘤等。

脑血管狭窄会导致脑供血不足

看什么看？！
傻呆呆！

不好，
看久了眼前有点发黑，
我得赶紧去查查脑血管。

第三章　其他脑疾病

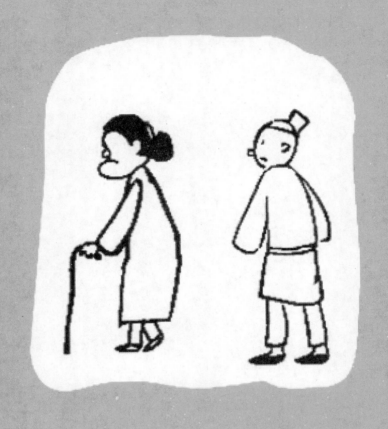

1. 这十条建议可以帮你远离痴呆风险，你知道吗？

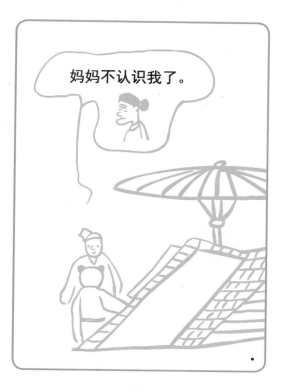

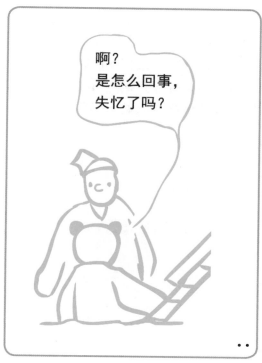

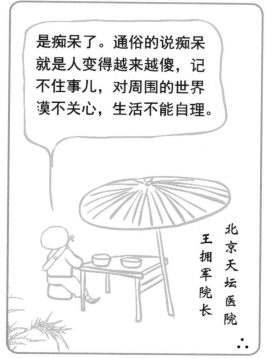

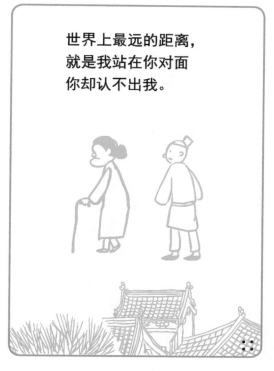

专业的说，
痴呆是由于一系列的脑神经
功能问题导致记忆困难，
对很多事情难以做出判断。

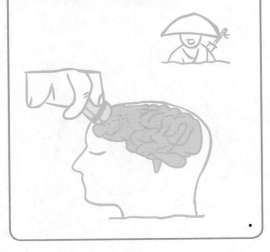

痴呆有哪些症状，
怎么才能早发现？

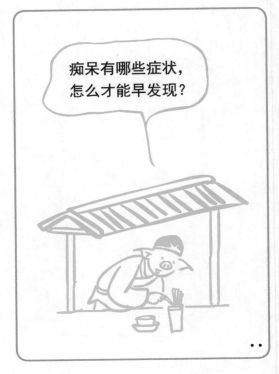

典型的表现是：
1. 忘事儿，不记事，忘人，
在熟悉的地方迷路；
2. 说话越来越少，
不爱活动；

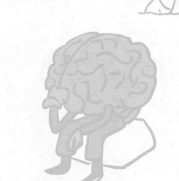

3. 不会算数，不会算钱；
4. 性格大变，有时幼稚，
有时反复无常，
有时候还有过激行为。

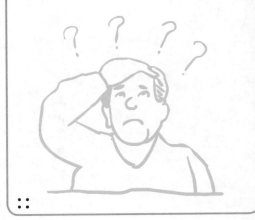

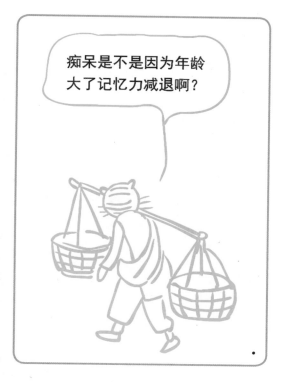

痴呆是不是因为年龄大了记忆力减退啊？

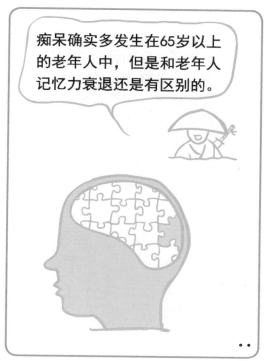

痴呆确实多发生在65岁以上的老年人中，但是和老年人记忆力衰退还是有区别的。

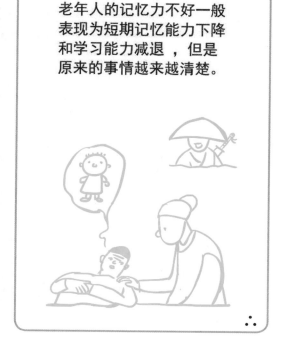

老年人的记忆力不好一般表现为短期记忆能力下降和学习能力减退 ，但是原来的事情越来越清楚。

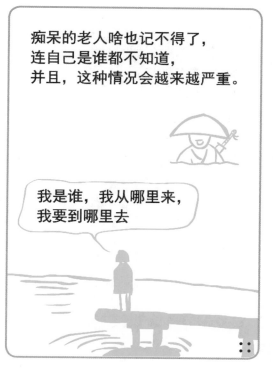

痴呆的老人啥也记不得了，连自己是谁都不知道，并且，这种情况会越来越严重。

我是谁，我从哪里来，我要到哪里去

举个例子:
年纪大了大脑的记忆力下降
表现为可能将物品放错地方
或忘记细节;但痴呆患者则
可能忘记整个过程。

我今天一天都
没有吃饭,饿!

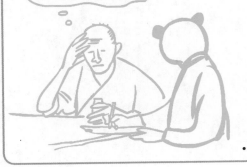

痴呆都有哪些种类?

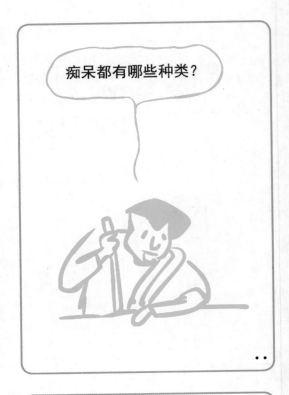

最常见的痴呆包括:
阿尔茨海默症;
血管性痴呆;
帕金森病痴呆。

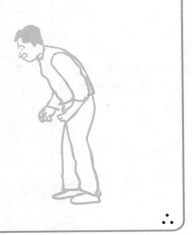

痴呆可以治好吗?

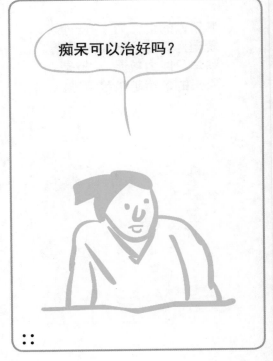

大多数痴呆都治不好，
也没有特效药物。

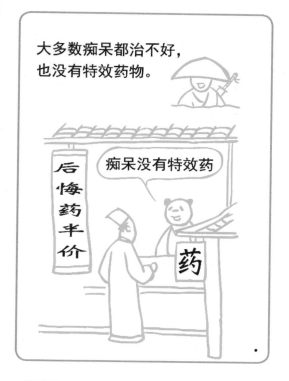

有些疾病引起的痴呆是可能
好转或治愈的，比如脑外伤、
脑积水、脑中风后的痴呆，
经过合理的治疗后，痴呆的
症状会改善。

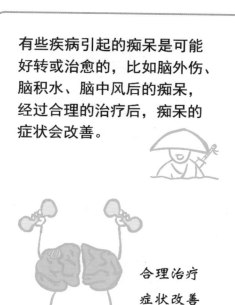

也有少数病因引起的痴呆
可能会完全治愈，比如烟
酸及维生素 B_{12} 缺乏症、
甲状腺功能减退患者可能
会完全恢复。

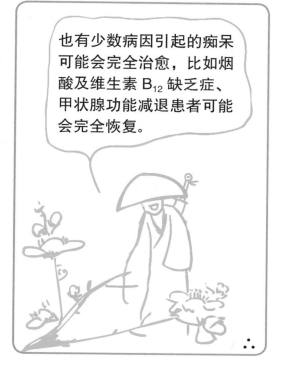

太可怕了，
痴呆的原因是什么啊？

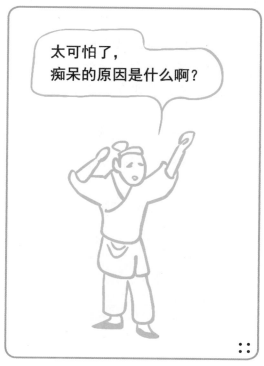

最常见的病因是阿尔茨
海默病（俗称老年痴呆），
占50%～70%。
其他常见的病因如脑外伤、
脑积水、血管性痴呆等。

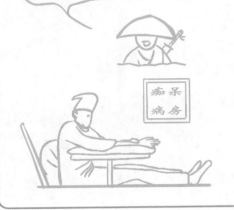

痴呆
病房

有些疾病如糖尿病、肺气肿、
慢性肾功能不全 、肝脏疾病
或心力衰竭等疾病可以加重
痴呆的症状。

脏器疾病
加重痴呆

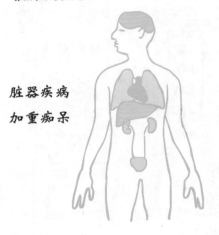

另外滥用抗精神病药物、
玩命嗜酒等也是痴呆的原因，
拳王阿里就是典型病例。

我击败了全世界，
而疾病击倒了我。

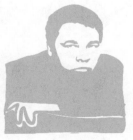

我是阿里

关于痴呆，
不得不说两个得过痴呆的名人：
英国首相撒切尔夫人
和美国前总统里根。

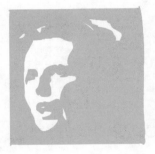

撒切尔夫人

美国老年痴呆协会资深副主席说：

里根对人类的最大贡献之一，
就是引起了全世界
对老年痴呆的关注。

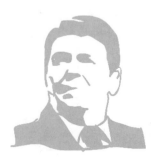

里　根

怎样预防老年痴呆啊？

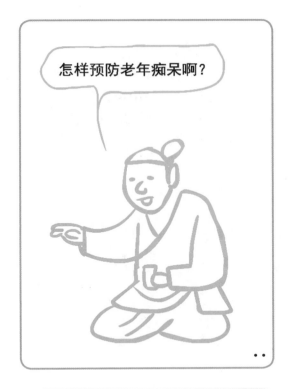

最近柳叶刀杂志推荐了九种
预防老年痴呆的方法：
1. 听力障碍可能是痴呆的原
因之一，如果爸爸妈妈听力
越来越不好，一定要高度重
视，必要时给他们配合适的
助听器。

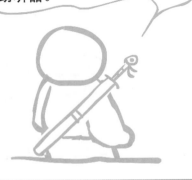

听力不好会使人接受外界的
声音刺激越来越少，有些老
人问几遍听不清楚就不再问
了，怕给身边的人添麻烦。

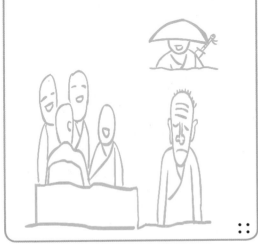

2. 活到老学到老。
坚持学习新鲜事物，会刺激
大脑接受新鲜事物，让大脑
细胞不断处于活跃状态，
避免老化。

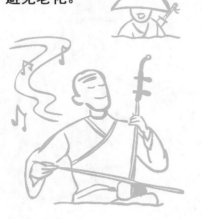

3. 戒烟。
抽烟可以导致全身动脉硬化，
脑血管会受损而向大脑供血
不足，很容易因大脑毛细血
管堵塞而发生血管性痴呆。

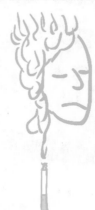

抽烟损害
脑血管

4. 治疗抑郁症。
抑郁症会"影响压力荷尔蒙、
神经生长因子和大脑海马体
容量"，治疗它可以减轻痴
呆风险。

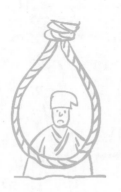

留心
抑郁症
及时治疗

5. 锻炼。
锻炼可以减少心脑血管发生
意外的风险，促进与记忆相
关的神经细胞的生长，从而
对大脑起到保护作用。

锻炼身体

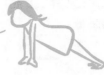

保卫自己

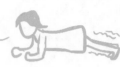

预防痴呆

6. 控制高血压。
高血压会增加脑中风的危险，
另外高血压还可能会导致脑
细胞衰老而导致痴呆。

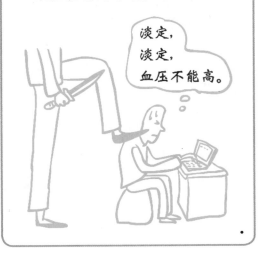

淡定，
淡定，
血压不能高。

7. 参加社交活动。
不爱交际会增加痴呆的风险，
并且会增加高血压、
冠心病和抑郁症的风险。

8. 维持正常体重。
肥胖会导致大脑损伤，
而且会增加氧化应激，
这也对大脑不好。

傻呆呆，该减肥了，
小心老年痴呆哦！

人在吃，秤在看。

9. 定期检查血糖。
糖尿病人更可能是"痴呆
候选人"，就像糖尿病会
损伤人体的其他器官一样，
同样也会损伤大脑。

您的血糖太高了，
以至于一头熊把您的
脑袋当蜜罐了。

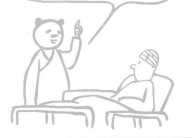

10. 经常读熊猫医学科普

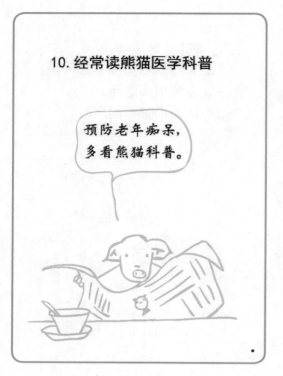

预防老年痴呆，
多看熊猫科普。

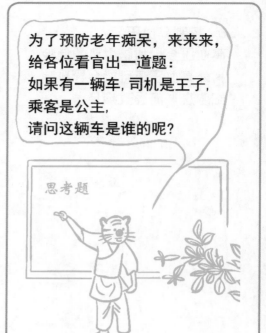

为了预防老年痴呆，来来来，
给各位看官出一道题：
如果有一辆车，司机是王子，
乘客是公主，
请问这辆车是谁的呢？

思考题

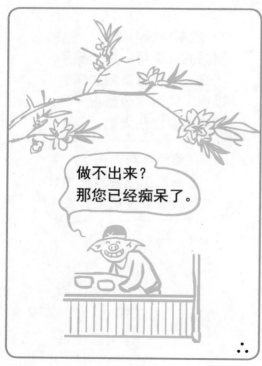

做不出来？
那您已经痴呆了。

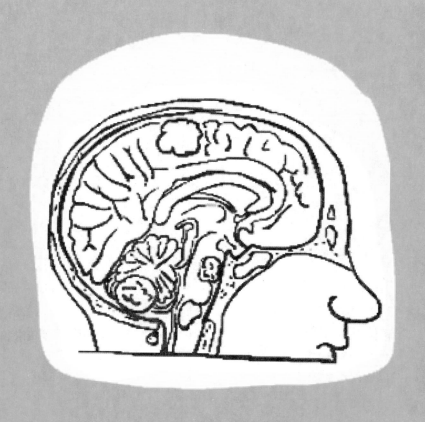

2. 脑袋里的瘤并不全都很可怕

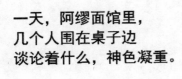

一天，阿缪面馆里，
几个人围在桌子边
谈论着什么，神色凝重。

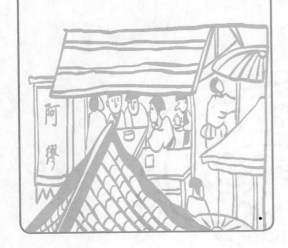

你们怎么啦？

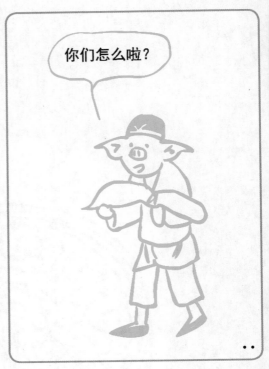

唉，老伴儿得了脑瘤。

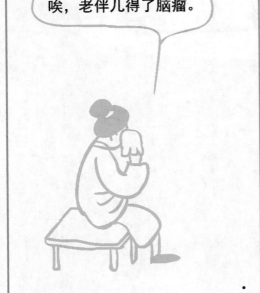

什么瘤啊？

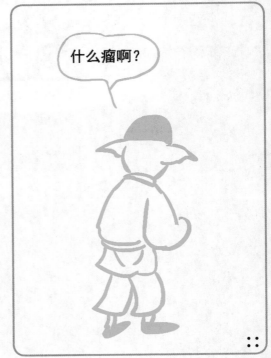

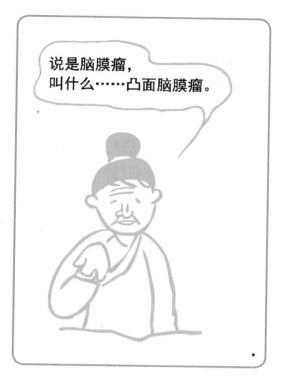

说是脑膜瘤，叫什么……凸面脑膜瘤。

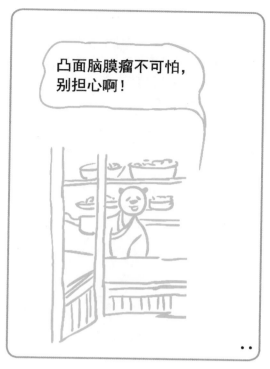

凸面脑膜瘤不可怕，别担心啊！

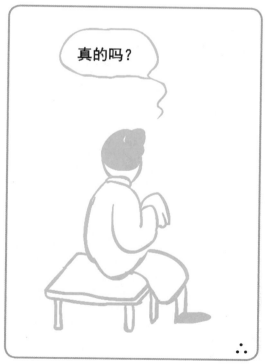

真的吗？

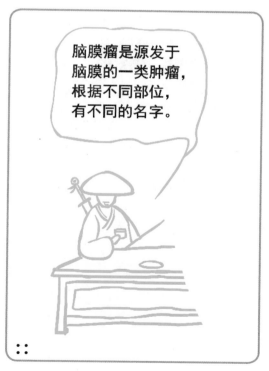

脑膜瘤是源发于脑膜的一类肿瘤，根据不同部位，有不同的名字。

大多数脑膜瘤都是脑外的，
就是说，和脑子是有界限的，
而且大多数脑膜瘤
都是良性肿瘤。

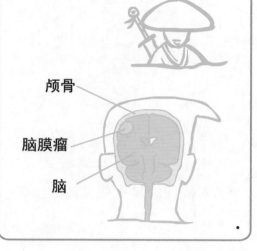

颅骨

脑膜瘤

脑

哦，那凸面脑膜瘤，
是长在什么部位啊？

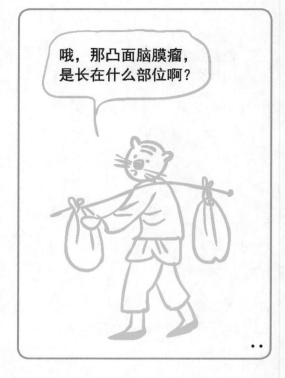

凸面脑膜瘤是脑膜瘤
里面位置相对最好的，
就在骨板下面，
位置最浅。

凸面脑膜瘤

除此之外有些脑膜瘤，
比如窦旁脑膜瘤、
岩斜脑膜瘤、枕大孔脑膜瘤，
由于位置比较深，或者紧邻
周围重要的神经和血管，
手术难度就比较大，
手术后也容易出现一些并发症。

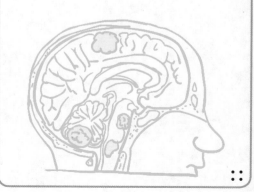

脑膜瘤都需要手术治疗吗？

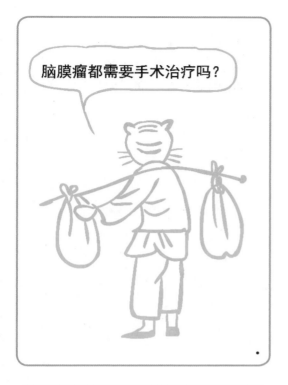

也不一定，要因人而异。
对于老年病人，
如果肿瘤已经钙化，
又没有什么临床症状的，
可以考虑观察；

您回去观察即可

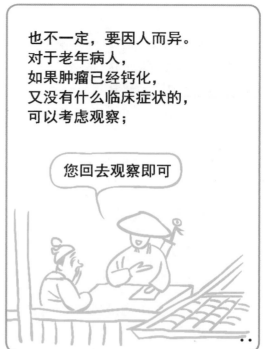

肿瘤体积小的，
周围没有脑干等重要结构的，
或者病人不能耐受手术的，
可以考虑伽马刀。
但多数情况下，
我们还是主张应该手术治疗。

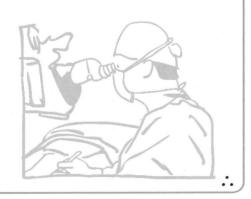

您刚才说有些脑膜瘤
会造成并发症，
主要是什么啊？

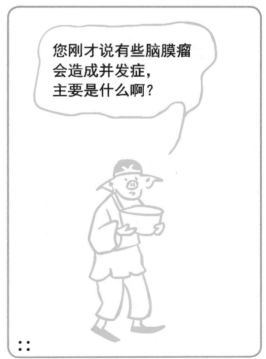

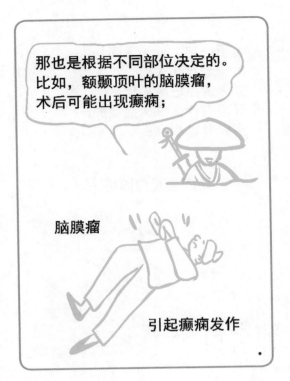

那也是根据不同部位决定的。
比如，额颞顶叶的脑膜瘤，
术后可能出现癫痫；

脑膜瘤

引起癫痫发作

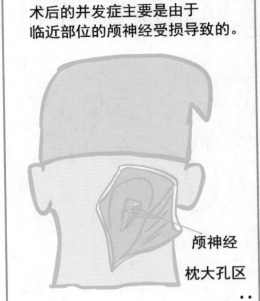

岩斜区和枕大孔区的脑膜瘤，
术后的并发症主要是由于
临近部位的颅神经受损导致的。

颅神经

枕大孔区

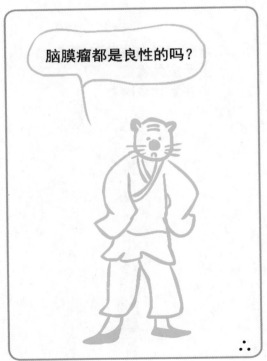

脑膜瘤都是良性的吗？

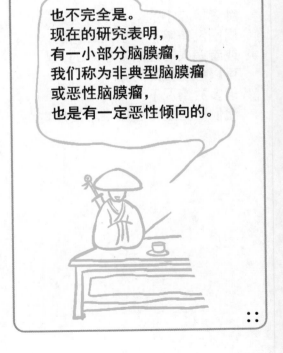

也不完全是。
现在的研究表明，
有一小部分脑膜瘤，
我们称为非典型脑膜瘤
或恶性脑膜瘤，
也是有一定恶性倾向的。

这类脑膜瘤，
往往和正常脑组织
没有明显分界，水肿严重，
易出血，手术比较困难，
而对肿瘤病理进行分析，
还能发现一些染色体和
分子标记物的异常。

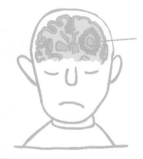

恶性
脑膜瘤

对于这类脑膜瘤，除了手术，
后续可能还需要放疗等措施，
未来也会开发出一些靶向药物
来提高治疗效果。

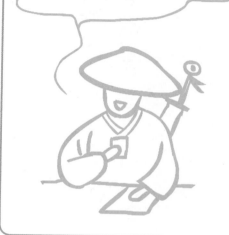

听您这么一说，
我觉得脑膜瘤
没那么可怕了。

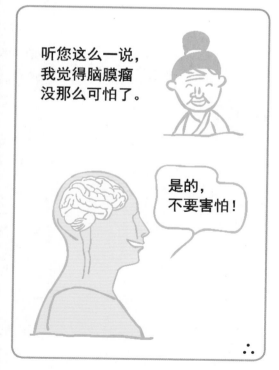

是的，
不要害怕！

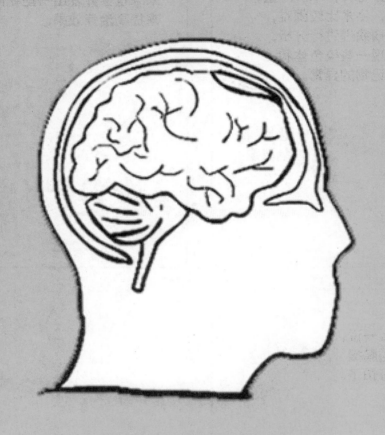

3. 这种脑出血专找老年人，
   居然与高血压无关！
   必须注意了

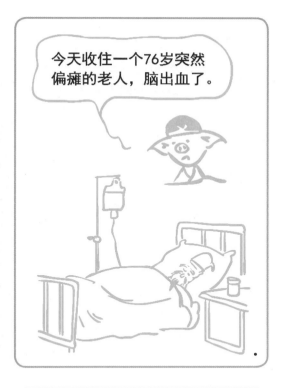

今天收住一个76岁突然
偏瘫的老人，脑出血了。

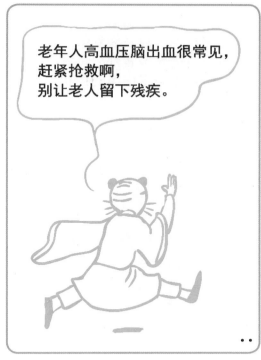

老年人高血压脑出血很常见，
赶紧抢救啊，
别让老人留下残疾。

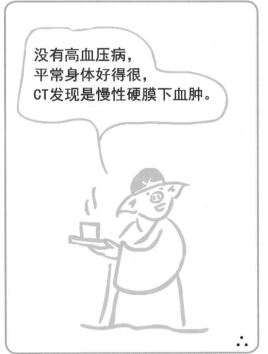

没有高血压病，
平常身体好得很，
CT发现是慢性硬膜下血肿。

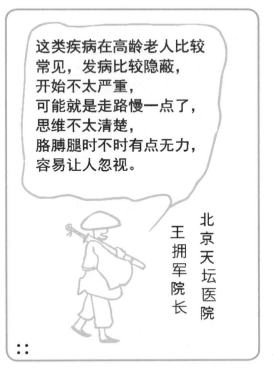

这类疾病在高龄老人比较
常见，发病比较隐蔽，
开始不太严重，
可能就是走路慢一点了，
思维不太清楚，
胳膊腿时不时有点无力，
容易让人忽视。

北京天坛医院
王拥军院长

但是一点一点发展到最后，会出现完全或者部分偏瘫、说不出话等脑中风的症状。

部分偏瘫

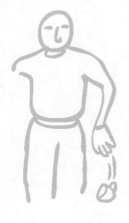

为什么叫慢性硬膜下血肿呢？

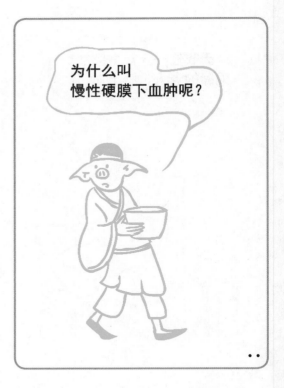

这要从大脑的构造说起，人类或者说所有的生命在进化过程中对大脑的保护是最完美的。

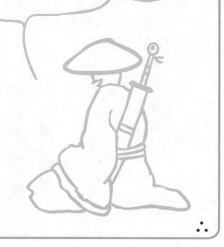

大脑组织就像豆腐一样，一碰可能就烂了，如果外面没有坚固的保护，那不是稍微磕磕碰碰脑子就碎了吗？

是的，俺的脑壳异常坚固！

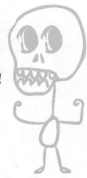

怎么保护呢？

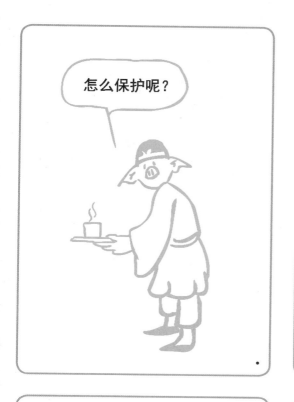

大脑的表面有六层保护结构，
最外面的是头皮及头皮下脂肪，
头皮下面是坚韧的颅骨，
就是我们平常所说的"脑壳"。

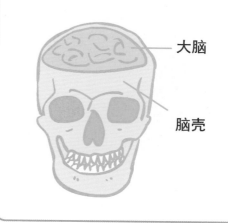

大脑

脑壳

颅骨里面是一层质地坚硬
的膜，叫硬脑膜。
硬脑膜是双层的，
一层和颅骨紧密相连。

头皮
皮下脂肪

颅骨

硬脑膜

硬脑膜下是蛛网膜，
蛛网膜下是脑脊液，
构成了保护大脑的护城河，
在头部晃动的时候具有
缓冲作用。

蛛网膜

最后一层就是大脑表面的
半透明的软软的膜，
叫软脑膜。

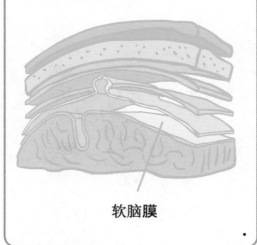

软脑膜

我明白了，
硬膜下血肿就是在硬膜
和蛛网膜之间出血了。
大脑的构造如此坚固
为什么会出血呢？

人体不是钢铁侠，有时候
是很脆弱的，戴安娜王妃
就是车祸后造成头部严重
损伤死亡。

大家一定
注意安全

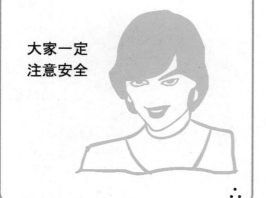

著名的赛车手舒马赫在
滑雪时头部受到严重撞伤
导致昏迷不醒。

赛车手舒马赫

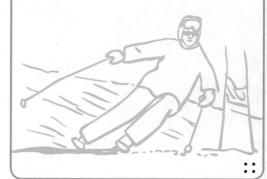

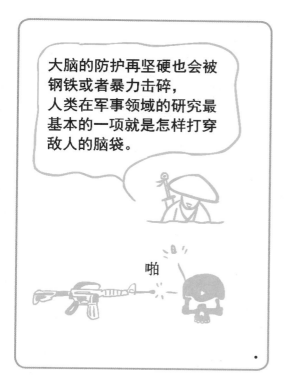

大脑的防护再坚硬也会被钢铁或者暴力击碎，人类在军事领域的研究最基本的一项就是怎样打穿敌人的脑袋。

啪

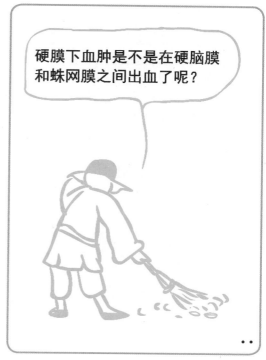

硬膜下血肿是不是在硬脑膜和蛛网膜之间出血了呢？

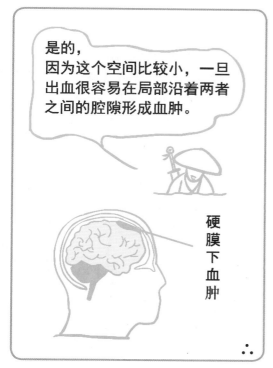

是的，因为这个空间比较小，一旦出血很容易在局部沿着两者之间的腔隙形成血肿。

硬膜下血肿

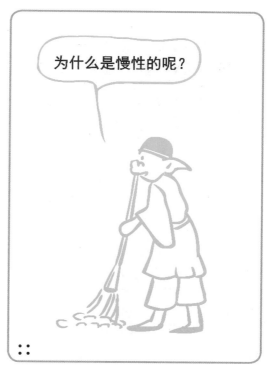

为什么是慢性的呢？

这种出血的机制大多数与轻微的脑外伤有关系，很多病人可能会回忆起来一个月前头部碰在门框上、床沿上，或者头部轻微摔了一下等。

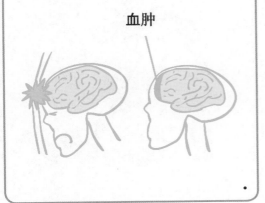

血肿

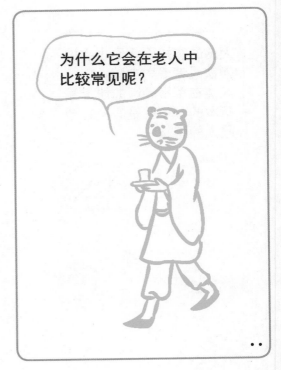

为什么它会在老人中比较常见呢？

确切发病机制不是很清楚，可能是年龄越大，在硬脑膜和蛛网膜之间的一些静脉血管变得越来越脆弱，磕磕碰碰就会导致破裂。

哎哟！

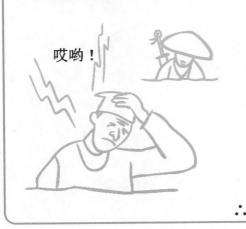

怎么早期发现呢？

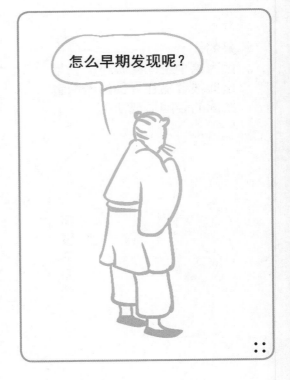

如果老年人，尤其是老年男性出现逐步加重的头疼，有些人会出现痴呆的症状，淡漠和智力迟钝，大小便失禁，走路不稳。

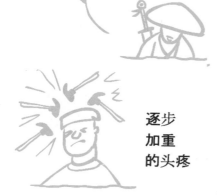

逐步
加重
的头疼

逐渐出现偏瘫、失语和癫痫等局源性脑症状，就要高度怀疑这个病，明确诊断需要做CT检查。

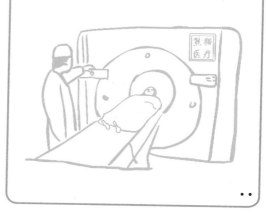

怎么治疗呢？

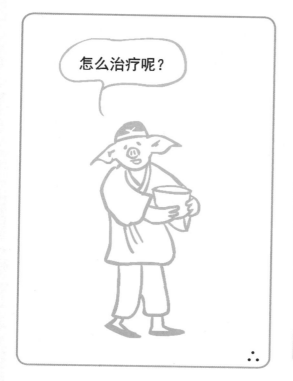

症状轻的可以观察，过一段时间会自己吸收，如果症状较重，可以打孔把血肿引流出来。

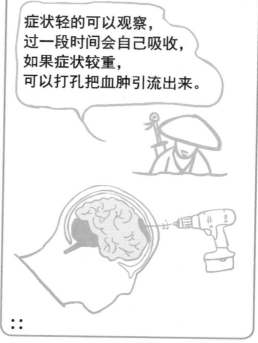

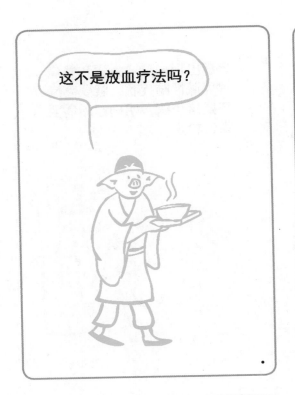

这不是放血疗法吗？

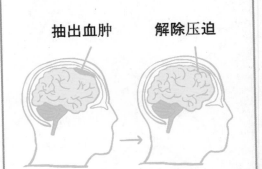

这个放血疗法确实有效，
病人之所以出现症状就是
因为血肿压迫大脑，
影响了大脑功能，
抽出血肿解除压迫，
就治愈了。

抽出血肿　　　解除压迫

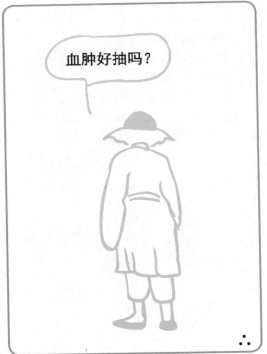

血肿好抽吗？

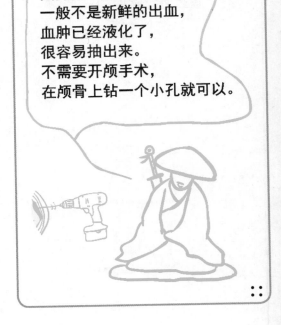

因为这个疾病发病隐蔽，
一般不是新鲜的出血，
血肿已经液化了，
很容易抽出来。
不需要开颅手术，
在颅骨上钻一个小孔就可以。

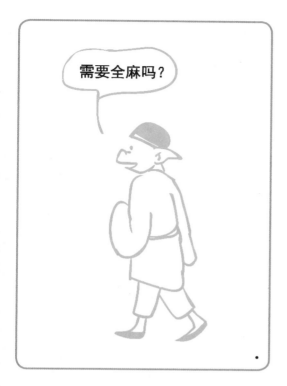

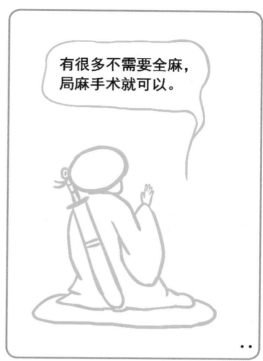

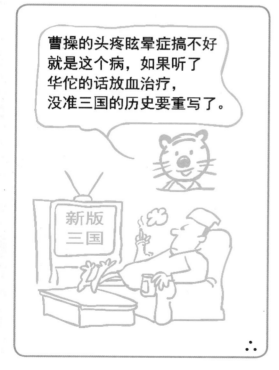

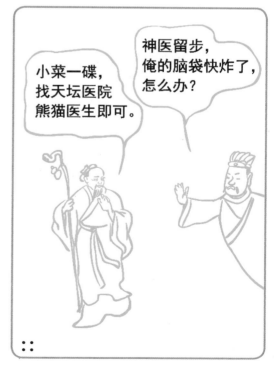

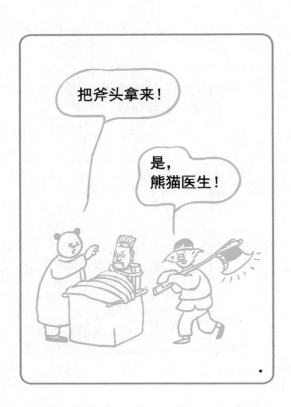

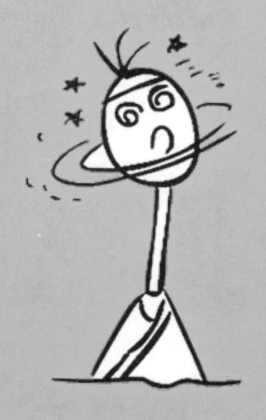

4. 眩晕危险吗?
5S 甄别法自我识别

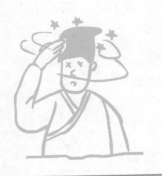

起床时突然天旋地转，恶心。
几十秒后缓过劲来，
这样反反复复很多次，
这是不是脑中风啊？

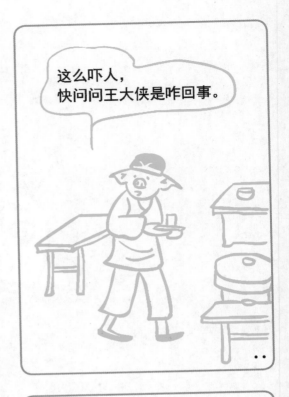

这么吓人，
快问问王大侠是咋回事。

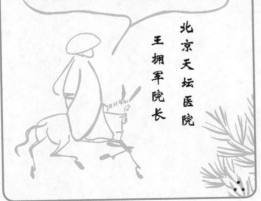

很多人都有过眩晕的
经历，大多数并不是
脑中风；但是眩晕也
是脑血栓的前兆，如
果不加重视，一旦发展
为脑中风后果会很严重。

北京天坛医院
王拥军院长

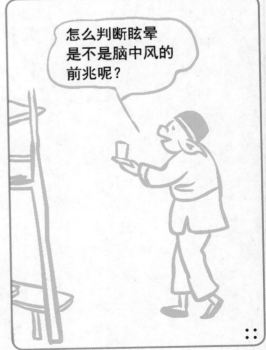

怎么判断眩晕
是不是脑中风的
前兆呢？

可以用5S眩晕甄别法，初步判断是不是脑中风的前兆或者已经出现脑中风。

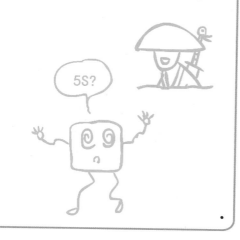

第一个S——Strength（力量），试试自己的胳膊腿有没有力量，照照镜子看自己有没有口眼歪斜。

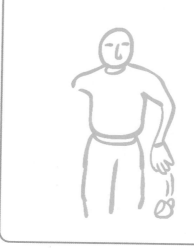

第二个S——Sense（感觉），感觉一下胳膊腿、颜面部特别是口唇和舌头有没有麻木感。

麻木

第三个S——Swallow（吞咽），咽口唾沫或者少量喝点水试试有没有呛咳，咽不下东西。

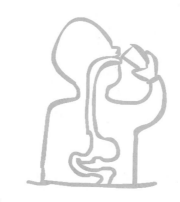

第四个S——Speak（说话），
是不是说话费劲，
吐字发音含糊不清。

王...院.长...，
我...

第五个S——Seeing（看东西），
看东西有没有重影，
有没有闪电一样，
有没有眼前发黑，
看东西模糊不清。

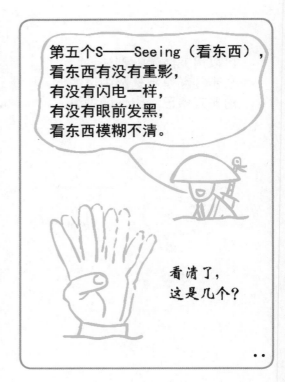

看清了，
这是几个？

这5个S有什么意义，
能够判断眩晕
是不是脑中风吗？

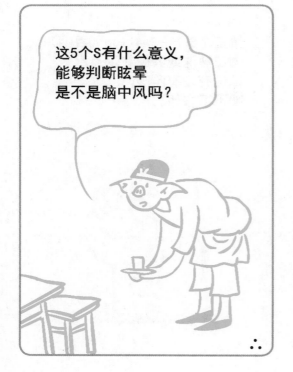

是的，如果眩晕合并5S，
那么脑中风的风险比较大，
尽快送医院。

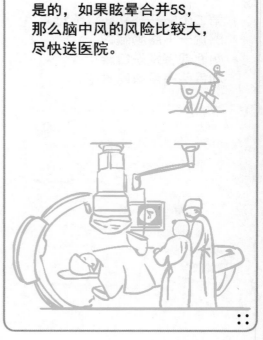

如果眩晕时没有5S症状，
但是耳鸣耳闷听力差，
建议去耳科门诊查查耳朵。

熊猫耳科门诊

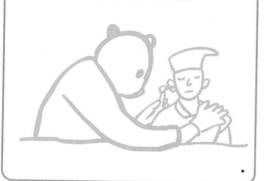

如果眩晕时没有5S症状，
但是又说不清合并的症状，
那就要去眩晕门诊查清病因。

熊猫眩晕门诊

熊猫医生，
快给我看看。

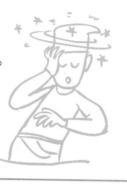

我一条条对照了，
没有5S，放心了。

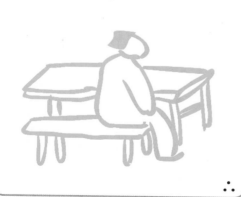

眩晕发作的人群中3%～7%
可能是脑中风。

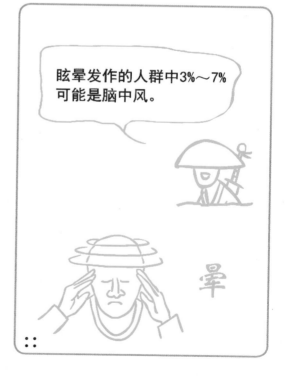

晕

你这种起床躺下时
出现的眩晕很可能是耳石症，
去做个变位试验，
如果诊断明确，
复位治疗能迅速缓解症状。

耳石症武林秘笈，
一般人我不告诉他。

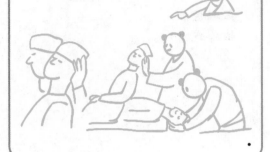

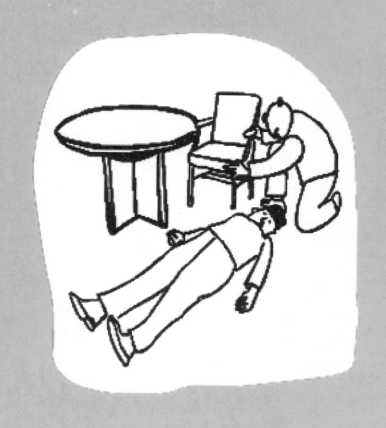

5. 癫痫究竟是怎么回事儿?

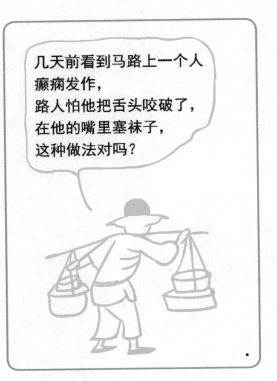

几天前看到马路上一个人癫痫发作，
路人怕他把舌头咬破了，
在他的嘴里塞袜子，
这种做法对吗？

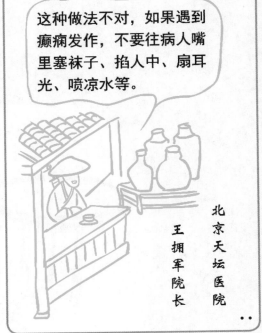

这种做法不对，如果遇到癫痫发作，不要往病人嘴里塞袜子、掐人中、扇耳光、喷凉水等。

北京天坛医院
王拥军院长

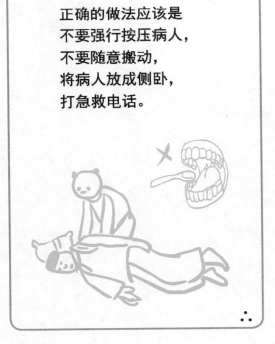

正确的做法应该是
不要强行按压病人，
不要随意搬动，
将病人放成侧卧，
打急救电话。

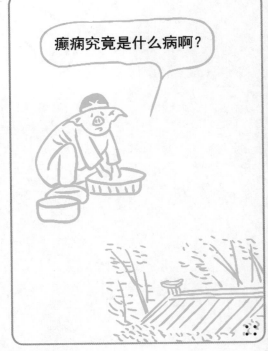

癫痫究竟是什么病啊？

癫痫其实是大脑最常见的
疾病之一，
发病率仅次于脑中风，
是由于脑神经元异常放电
引起的反复痫性发作为
特征的脑功能失调综合征。

癫痫

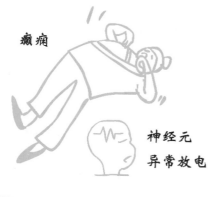

神经元
异常放电

什么是痫性发作啊？

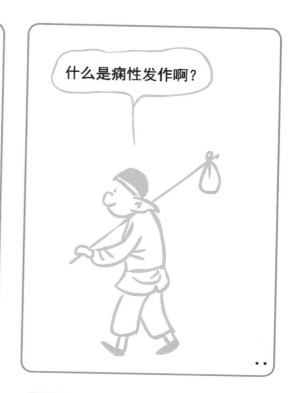

痫性发作就是我们俗称的
"羊角风"，典型的表现
是突然出现的脑子不清楚了，
跌倒在地，口吐白沫，
牙关紧闭，四肢抽搐。

羊角风

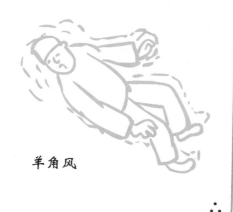

什么原因会引起
这种疾病呢？

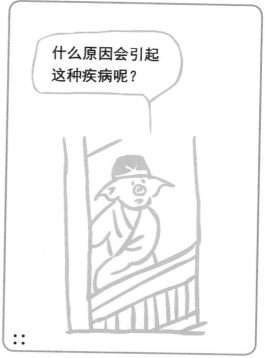

大致可以归类为两种原因，一种是原发性癫痫或者特发性癫痫，另外一种是继发性，原发性癫痫大多数找不出病因，而继发性癫痫大多数都能找到病因。

继发性癫痫都有哪些病因呢？

可以说凡是与大脑有关的疾病都可能引起癫痫，
1. 大脑发育问题，
比如先天性脑发育不全、
先天性脑积水、
大脑发育不全等；

先天性
脑积水

让开，
我羊角风发作了，
刚才谁说要塞袜子的？！

2. 大脑本身疾病如脑外伤、脑肿瘤、脑中风、脑炎；

病因找到了！

肿瘤

3. 代谢性疾病如低血糖、
电解质紊乱、肝脏疾病等；
4. 其他问题如脑外科手术后、
中毒等。

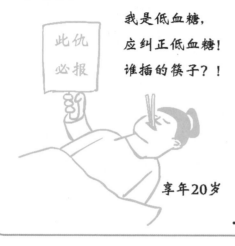

我是低血糖，
应纠正低血糖！
谁插的筷子？！

享年20岁

做什么检查能够确诊呢？

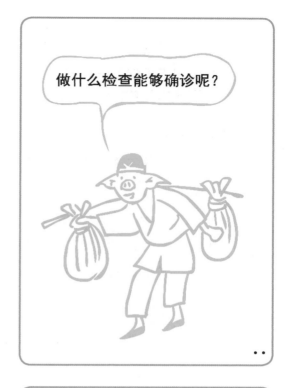

如果怀疑癫痫，
必须做脑电图检查，
而且经常会需要长时间脑电图
检测看到癫痫发作异常脑电波。
另外还可以做CT和核磁共振。

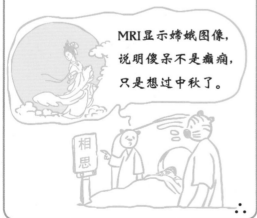

MRI显示嫦娥图像，
说明傻呆不是癫痫，
只是想过中秋了。

怎么治疗呢？

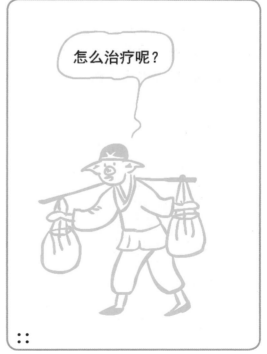

1. 抗癫痫药物是首选，大多数情况下癫痫能够控制，有些需要长期服药。

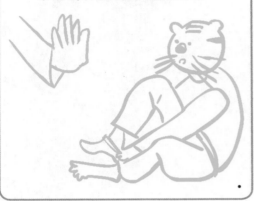

要靠平时药物控制，
紧急情况塞袜子是没用的

2. 寻找癫痫发作的原因，解除病因再加上药物治疗就可以做到控制癫痫的目的。

要找病因，
掐人中没用的！

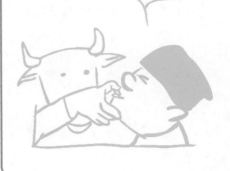

3. 对于药物不能控制的难治性癫痫，可以考虑在精确评估后手术切除诱发癫痫的部分脑组织。

有的
可以
开刀

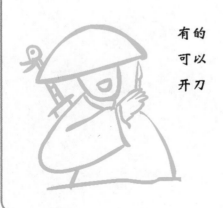

癫痫发作对人伤害大吗？
感觉不发作就和正常人一样！

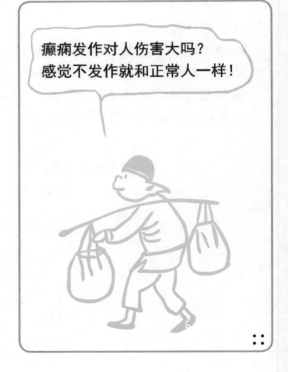

癫痫发作危害非常大：
1. 发作时神智不清可能会导致摔伤。
2. 发作时如果口腔分泌物可能会造成窒息。

不要

强行按压

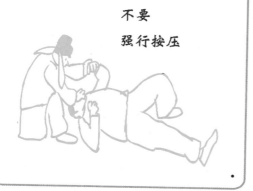

3. 持续的癫痫发作可以导致呼吸暂停而使得大脑缺氧。
4. 癫痫发作时高频放电直接对大脑造成损害，时间长了会导致记忆力减退，智力低下等。

大脑缺氧

记忆力减退

智力低下

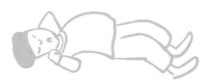

癫痫患者平常需要注意什么？

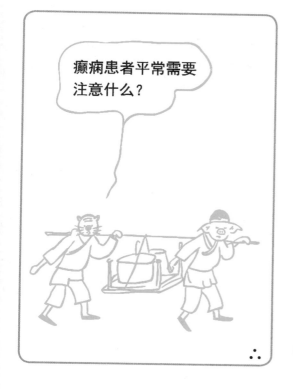

1. 一定要坚持服药，不能轻易停药，听医生的指导。

药不能

轻易停

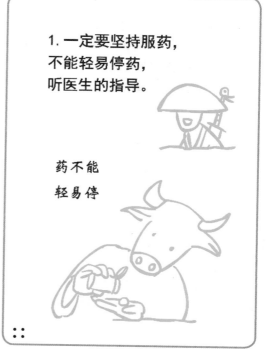

2. 保持良好的心态，
避免因反复发作而导致
的恐惧、自卑等心理方
面的问题。

在哪里跌倒，
就在哪里躺下。
嘻嘻嘻……

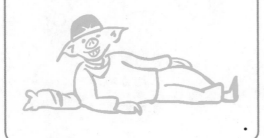

3. 尽量不要自己驾车远行，
独自一人去游泳。

高晓虎，走，
跟我去西天拜佛娶亲。

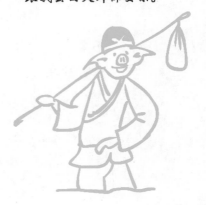

4. 禁止食用含糖多的食物
和刺激性食物，
保证充足的睡眠。

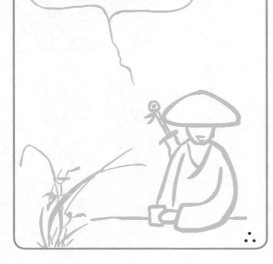

5. 避免长时间看手机，电视，
玩游戏等减少对视觉皮层声
光电重复刺激。

八戒，你也真调皮，
我叫你不要天天看熊猫科普，
天天看会损害眼睛的，
我话没说完，
你怎么又在看熊猫科普！
看了就算了，怎么还在转发？！

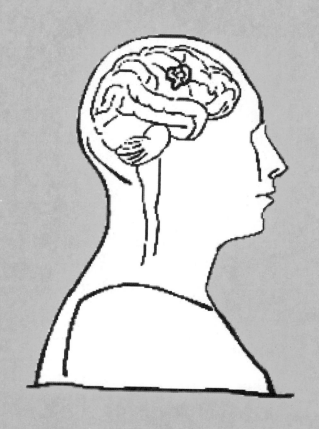

6. 脑子里长肿瘤还有救吗?

阿缪高中同学的女儿病了，
正是如花似玉的年龄，
研究生毕业。

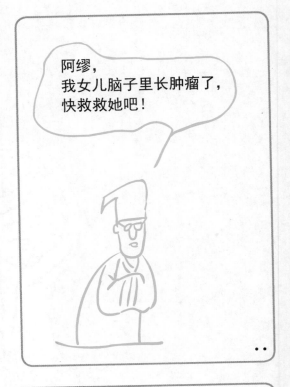

阿缪，
我女儿脑子里长肿瘤了，
快救救她吧！

阿缪仔细看看脑部核磁共振扫描
发现确实脑干有一个小肿瘤。

需要做手术了，
可能是脑干胶质瘤

什么是胶质瘤啊？

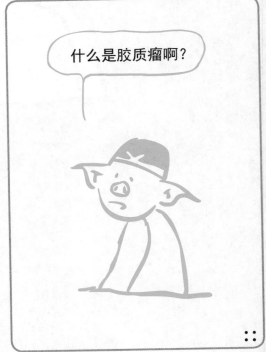

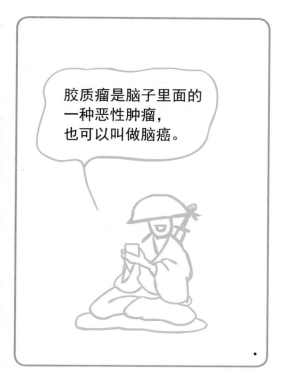

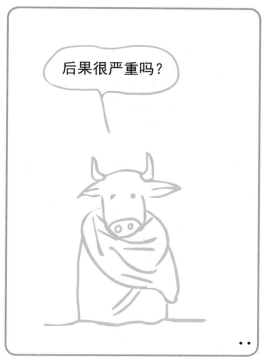

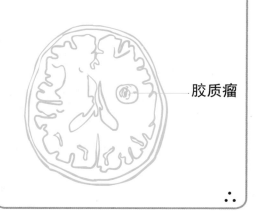

胶质瘤

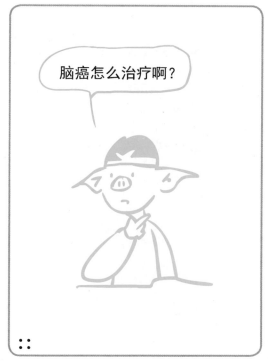

根据不同的情况
选择开颅手术切除，
化疗，放疗等。

阿缪诊所

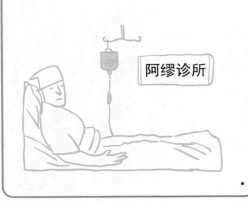

是不是长在不同部位的
胶质瘤预后不一样呢？

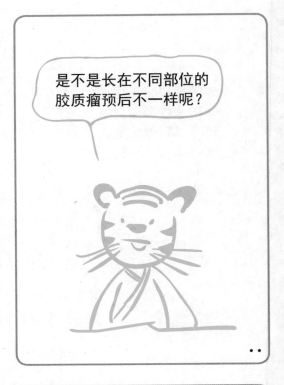

是的，如果肿瘤长在非功能区，
大脑半球浅表部位，
手术可以完全切除或大部分切除，
但是如果长在脑干部位
或者脑子深部，
手术也非常危险，预后会更差。

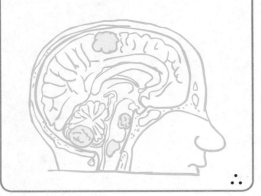

手术完全切除了
是不是就是治好了？

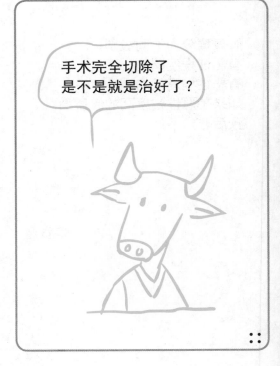

胶质瘤是恶性肿瘤，
即使手术切除了也可能会复发，
所以手术切除后
要根据情况进行放疗、化疗
或者药物靶向疗法。

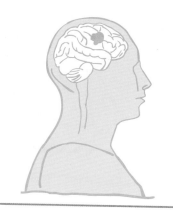

是不是脑子里面的肿瘤
都是恶性肿瘤呢？

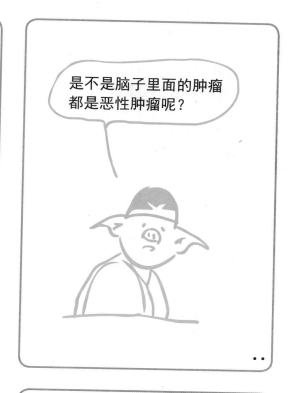

不是，
除了脑胶质瘤，
还有一种良性肿瘤叫脑膜瘤，
如果能够完全切除，
就可以治愈。

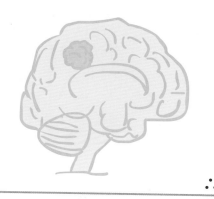

开颅手术切除
是不是很危险的手术啊？

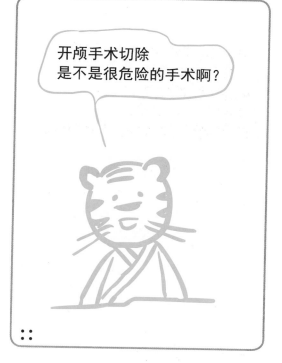

开颅手术可以用八个字来说明
"如临深渊 如履薄冰"，
医生都是在显微镜下操作。
没有接受过多年严格训练
是做不了这种手术的。

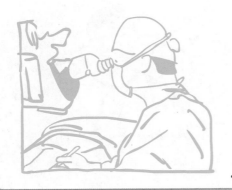

之前科普过的脑动脉瘤
是不是脑肿瘤啊？

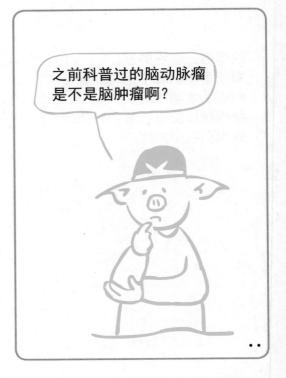

准确地说也是一种颅内肿瘤，
但是它是血管瘤。
是血管局部膨大
而鼓出来的一个泡，
而脑胶质瘤是脑细胞生长的肿瘤。

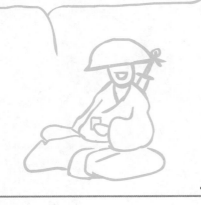

怎么发现脑子里有肿瘤？

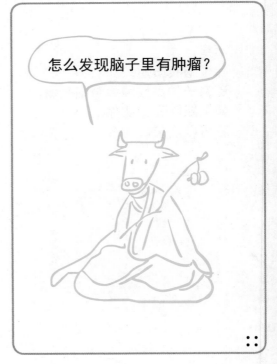

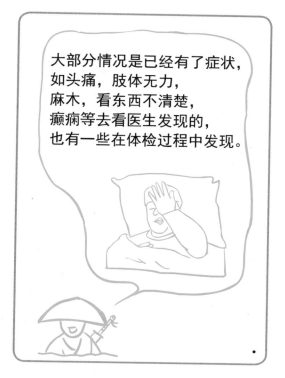

大部分情况是已经有了症状，如头痛，肢体无力，麻木，看东西不清楚，癫痫等去看医生发现的，也有一些在体检过程中发现。

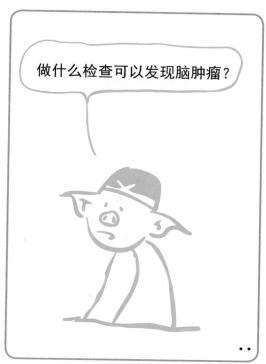

做什么检查可以发现脑肿瘤？

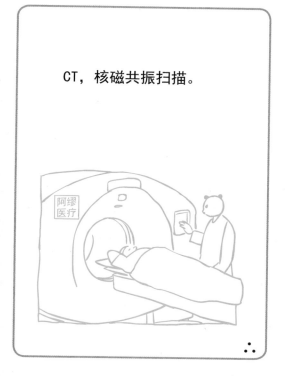

CT，核磁共振扫描。

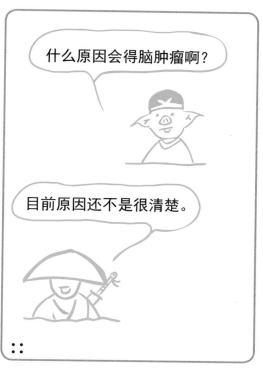

什么原因会得脑肿瘤啊？

目前原因还不是很清楚。

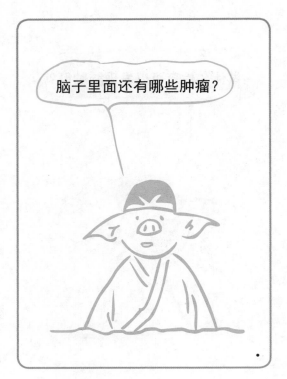

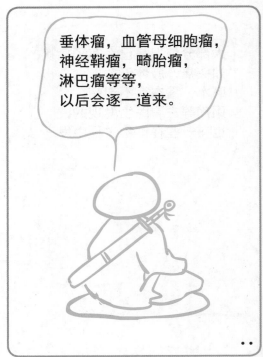

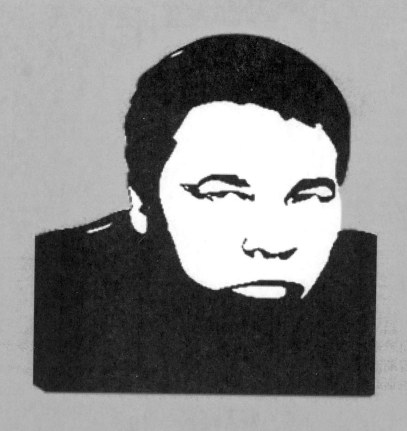

7. 一代拳王走了，
帕金森病仍在

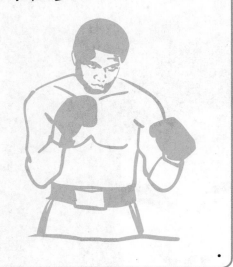

2016年6月4日，
拳坛传奇穆罕默德-阿里因病去世，
享年74岁。

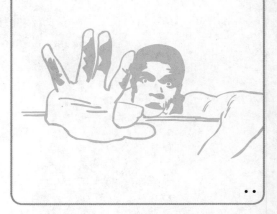

拳王阿里在1984年
被诊断出患有帕金森氏症，
一直饱受疾病的折磨。

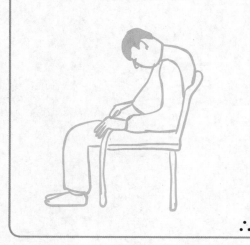

从那时起，
他变得越来越虚弱，
疾病晚期他几乎
无法说话或离开自己的家。

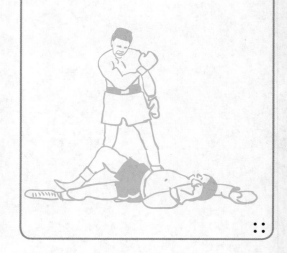

在他20年的拳坛生涯中，
他一共22次获得重量级拳王称号。

1996年的亚特兰大
奥运会开幕式上，
阿里颤抖着双手，
点燃奥运圣火的一幕，
也成为了永恒的经典画面。

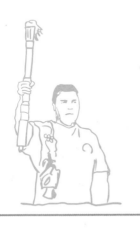

什么是帕金森病？

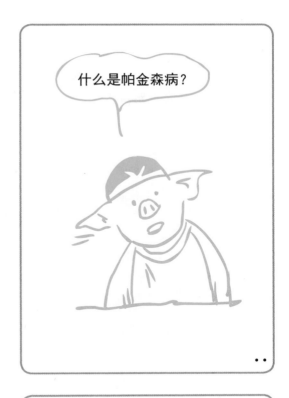

帕金森病
（Parkinson's disease，PD）
是一种常见的神经系统变性疾病，
又叫"震颤麻痹"。

老年人多见，
平均发病年龄为60岁左右，
40岁以下起病的
青年帕金森病较少见。

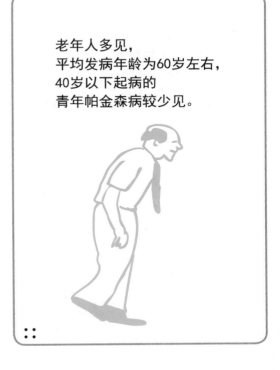

帕金森病有哪些症状？

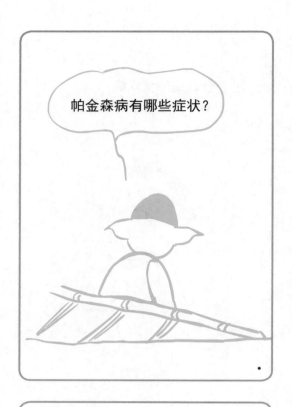

帕金森病主要
有三大临床症状：

1. 运动障碍
   表现为自发、
   自动运动减少，
   运动迟缓，
   尤其是开始活动时
   动作困难吃力、缓慢。

2. 静止性震颤
   指病人在静止的状况下，
   出现不自主的颤抖，
   精神紧张时会加剧。
   这也是帕金森病叫
   "震颤麻痹"
   的原因。

3. 肌肉僵直
   就是四肢、颈部、面部的
   肌肉发硬，
   肢体活动时有费力、
   沉重和无力感，
   可出现面部表情僵硬
   和眨眼动作减少，
   造成"面具脸"。

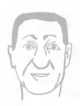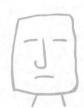

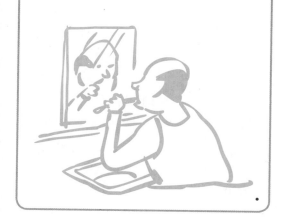

随着病情的发展，
穿衣、洗脸、刷牙等
日常生活活动都出现困难。

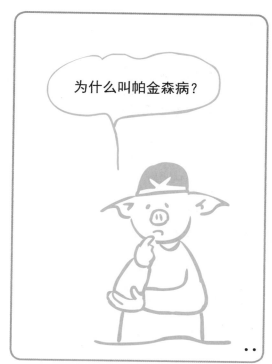

为什么叫帕金森病？

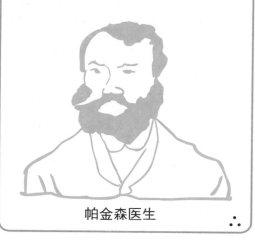

因为一个英国医生
James Parkinson
在1817年首先对此病
进行了详细的描述

帕金森医生

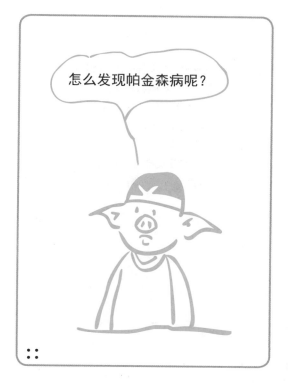

怎么发现帕金森病呢？

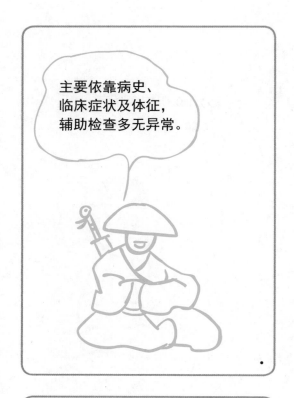

主要依靠病史、
临床症状及体征，
辅助检查多无异常。

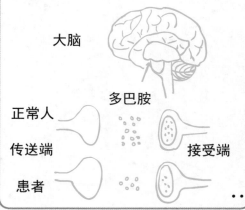

大脑中有很多神经细胞核团，
其中黑质核团位于中脑，
黑质细胞像一个加工厂一样，
能够产生一种叫多巴的化学物质，
主要作用是担当神经细胞
发挥作用"信使"。

大脑

多巴胺

正常人

传送端　　　　　　　　　　接受端

患者

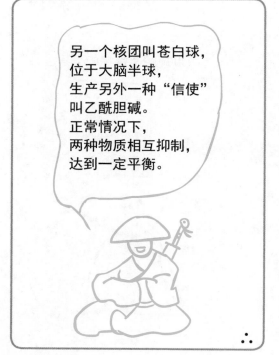

另一个核团叫苍白球，
位于大脑半球，
生产另外一种"信使"
叫乙酰胆碱。
正常情况下，
两种物质相互抑制，
达到一定平衡。

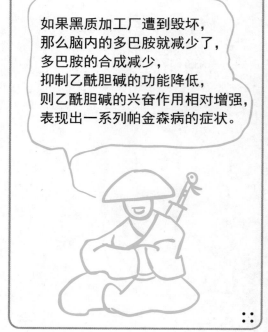

如果黑质加工厂遭到毁坏，
那么脑内的多巴胺就减少了，
多巴胺的合成减少，
抑制乙酰胆碱的功能降低，
则乙酰胆碱的兴奋作用相对增强，
表现出一系列帕金森病的症状。

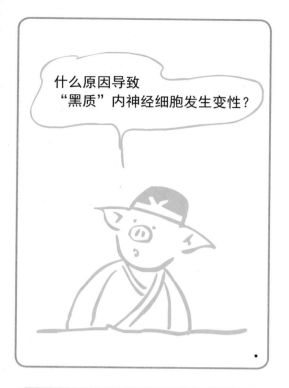

什么原因导致
"黑质"内神经细胞发生变性？

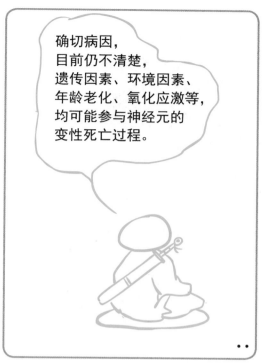

确切病因，
目前仍不清楚，
遗传因素、环境因素、
年龄老化、氧化应激等，
均可能参与神经元的
变性死亡过程。

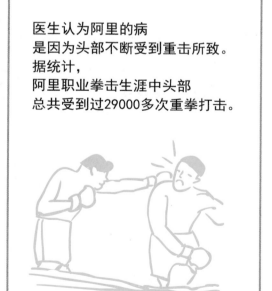

医生认为阿里的病
是因为头部不断受到重击所致。
据统计，
阿里职业拳击生涯中头部
总共受到过29000多次重拳打击。

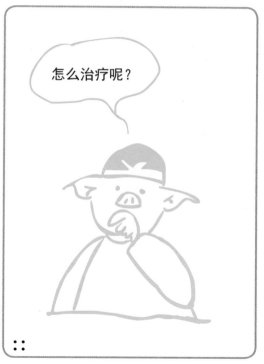

怎么治疗呢？

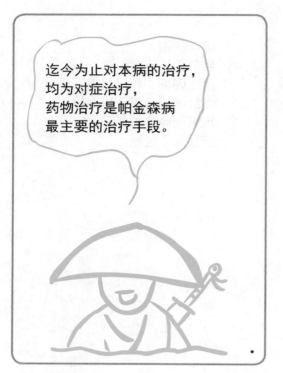

迄今为止对本病的治疗，
均为对症治疗，
药物治疗是帕金森病
最主要的治疗手段。

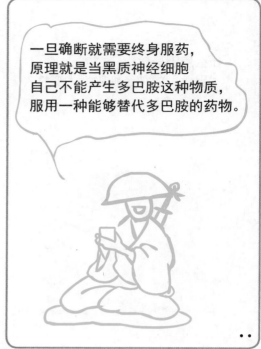

一旦确诊就需要终身服药，
原理就是当黑质神经细胞
自己不能产生多巴胺这种物质，
服用一种能够替代多巴胺的药物。

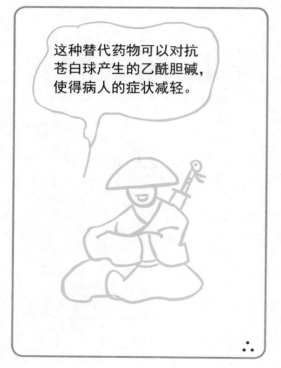

这种替代药物可以对抗
苍白球产生的乙酰胆碱，
使得病人的症状减轻。

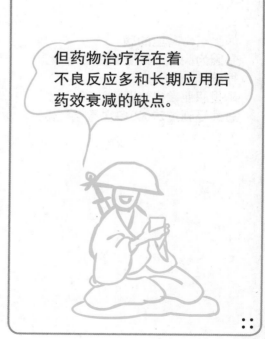

但药物治疗存在着
不良反应多和长期应用后
药效衰减的缺点。

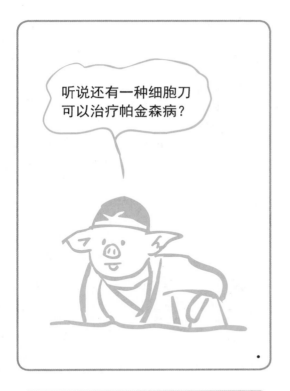

听说还有一种细胞刀可以治疗帕金森病？

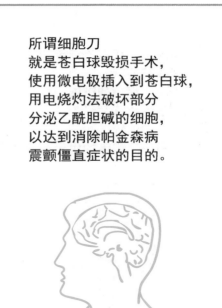

所谓细胞刀就是苍白球毁损手术，使用微电极插入到苍白球，用电烧灼法破坏部分分泌乙酰胆碱的细胞，以达到消除帕金森病震颤僵直症状的目的。

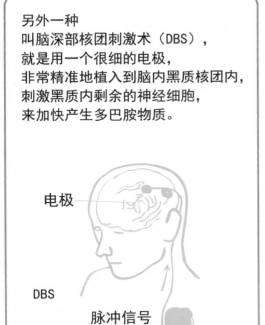

另外一种叫脑深部核团刺激术（DBS），就是用一个很细的电极，非常精准地植入到脑内黑质核团内，刺激黑质内剩余的神经细胞，来加快产生多巴胺物质。

电极

DBS

脉冲信号

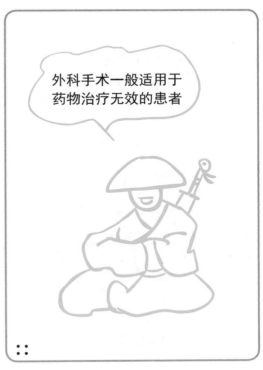

外科手术一般适用于药物治疗无效的患者

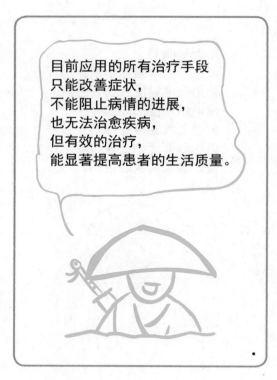

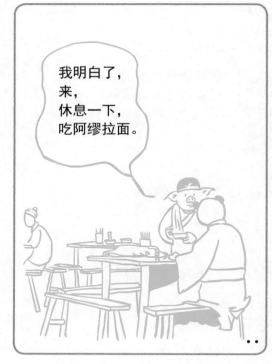

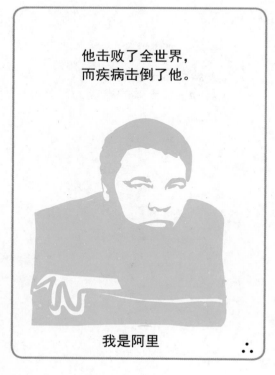